JN002169

医者が実践！

勝手に5kgやせる

病気にならない キャベツ健康レシピ

イシハラクリニック副院長
石原新菜

宝島社

最近**太って**きてしまってどうしよう？

血糖値や**血圧**に要注意のチェックがついてしまった。

コレステロール値が高いといわれている……。

でも、どうしたらいいのかわからない。

そんな悩みを抱えている人は、

今すぐ

キャベツを1つ買ってきましょう。

難しいカロリー計算やつらい糖質オフは続きません。

継続できない無理をするのはムダ！

食生活がつらいと**心まで疲れて**しまいます！

低カロリーで自然に腸を元気にし、免疫力を上げ、

何より**満腹感**が得られるのがキャベツ。

そのポッチャリ、

キャベツで乗り切れます！

医者の私が実体験。キャベツを食べただけで5kgのダイエットに成功！

私がキャベツをおすすめしたいのは、実は２０１５年の秋頃から体重がグングン増えて、テレビに出ている自分を見て、「これはまずい」と思った時のダイエット経験があるからです。

出産から育児とめまぐるしい生活が続いていて、テレビの仕事なども増え、自分の体重を管理する余裕がありませんでした。朝はにんじんジュース、昼はしょうが紅茶と黒砂糖をつまむ程度で、夜はおかずと玄米ご飯をしっかり食べる生活でした。好きなものを好きなだけ食べていて、お酒を飲む日も増えていました。

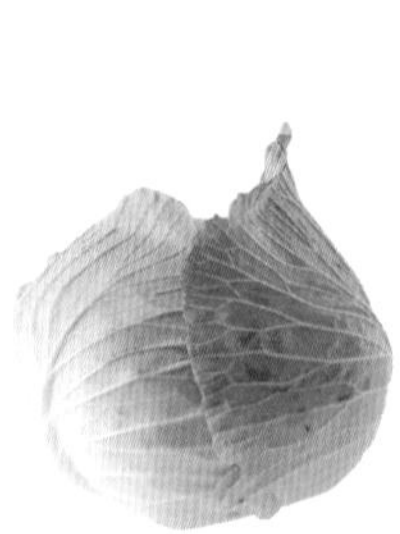

BEFORE

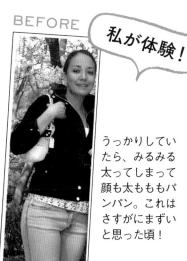

私が体験！

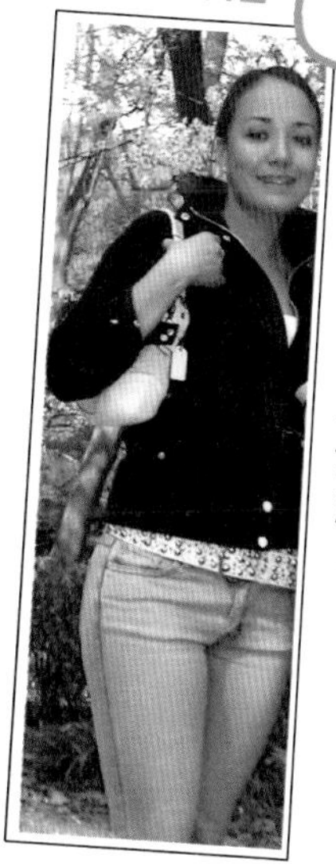

うっかりしていたら、みるみる太ってしまって顔も太ももパンパン。これはさすがにまずいと思った頃！

AFTER

5kgダウン

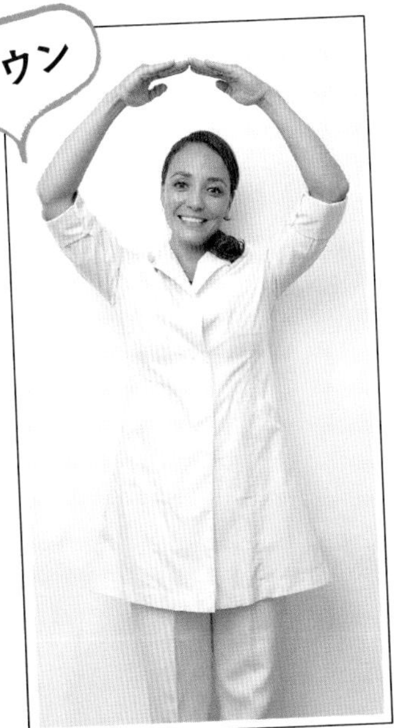

たった４カ月で５kg減りました。夕食の玄米ご飯をキャベツに置き換えただけ。おかずはいつもどおりに食べてこの結果！

さすがにこれじゃいけないと、２０１６年１月から夕食の玄米ご飯を酢キャベツに置き換えてみたんです。その他の食事制限や運動は何もしませんでしたが、みるみる体重が減って、４カ月でなんと５kgのダイエットに成功したんです。正直、驚きました。

その後４年間、体重はほぼキープ。ご飯の置き換えは終わりにしましたが、今でもできるだけ毎日キャベツを食べる習慣は続けています。１、２kgの体重の上下はあっても、キャベツでリセットできると思うと安心です。

肥満も生活習慣病も
キャベツでコントロール！
がまんも苦労も必要ありません

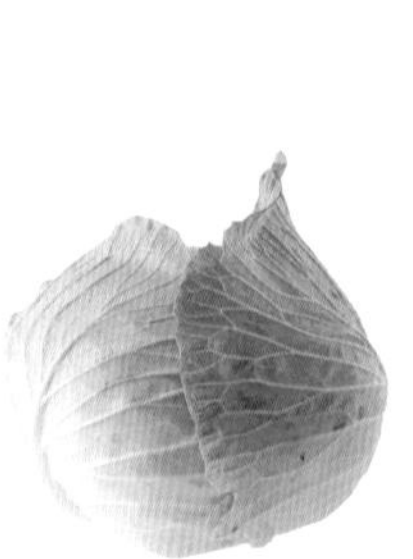

酢キャベツでのダイエットで感じたのは、便通がよくなって肌の調子もよくなったことです。変な話ですけど、便が全く臭わずスルッと。尿の量も増えて、ちょっと飲み過ぎた翌朝でもむくまなくなったのも変化の一つでした。何より、キャベツは噛みごたえがあるので、噛むことで満腹中枢が刺激されて、ダイエットにつきものの、がまんがなかったことがよかったんです。

こんなにダイエット効果があるなら、生活習慣病や老化の予防などにも効果が高いのは当然ですね。たいていの不調は、運動不足と食べ過ぎが原因です。現代では、脂質や糖質の多い食生活に加え、体を動かす機会が極端に減っていて、それが脂質異常症や糖尿病、高血圧の原因になっているんです。
でも、食べたいものをがまんするのは無理。私もそうです。だからこそ、キャベツをおすすめします。この本ではキャベツのいいところと、おいしい食べ方をたくさん紹介しました。無理のないキャベツ生活で、みなさんがスリムで健康になってくれたらうれしいですね。

キャベツ生活が続く理由！

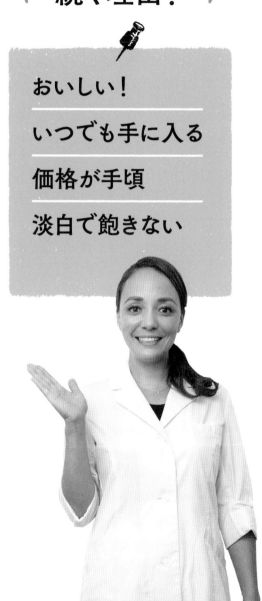

- おいしい！
- いつでも手に入る
- 価格が手頃
- 淡白で飽きない

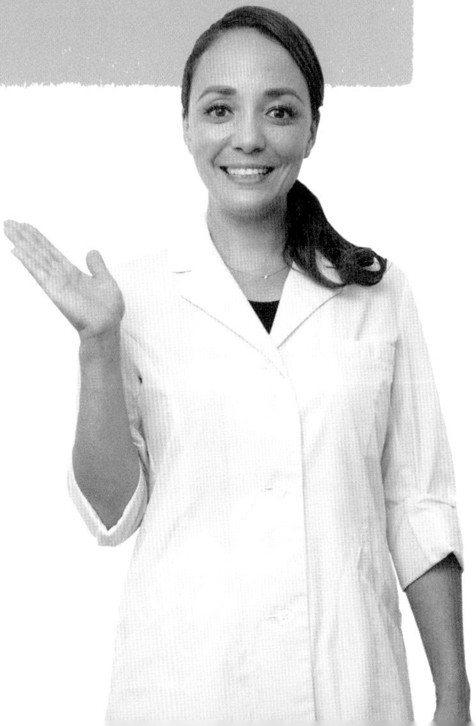

医者が実践！ 勝手に5kgやせる 病気にならないキャベツ健康レシピ
目次

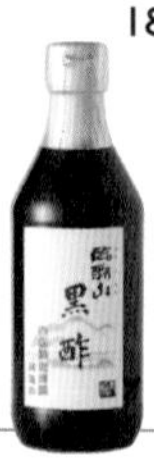

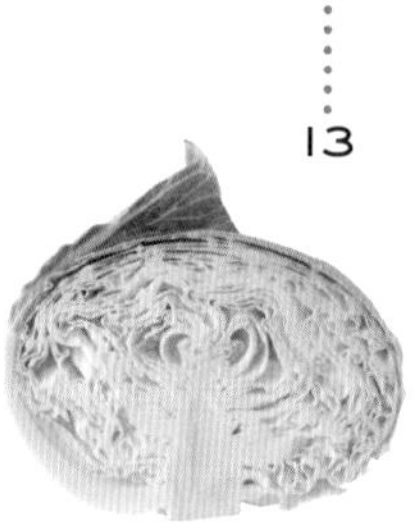

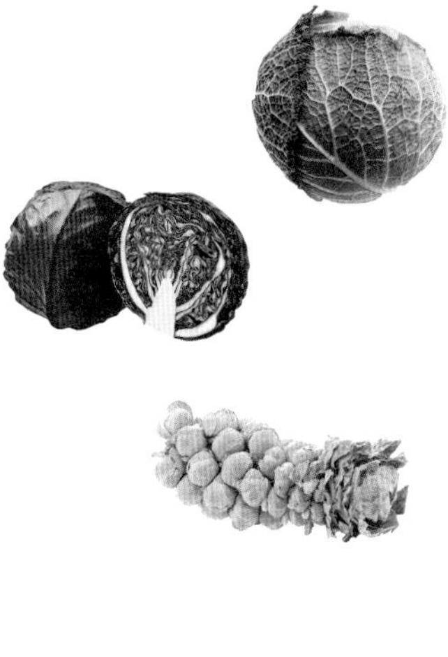

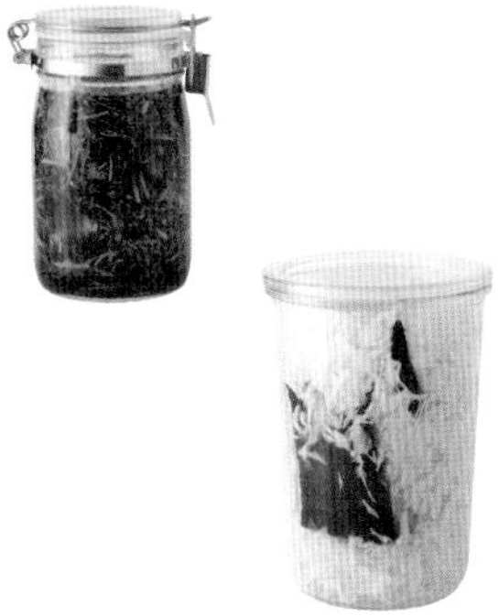

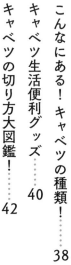

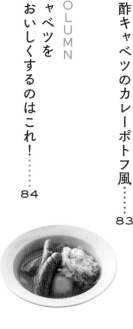

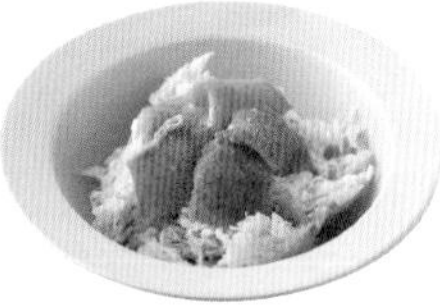

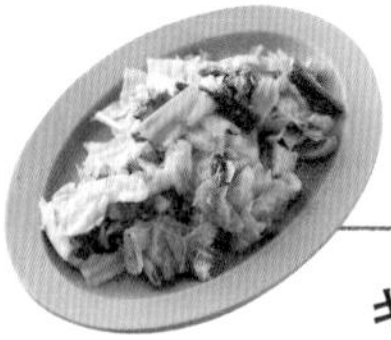

PART3 ゆるラク手ちぎり！ 満腹キャベツレシピ……85

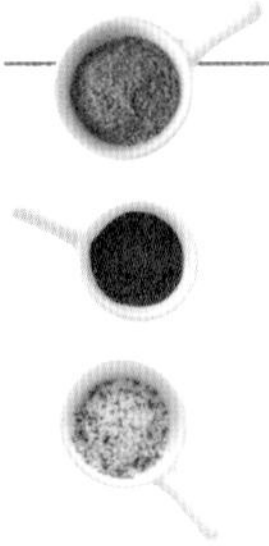

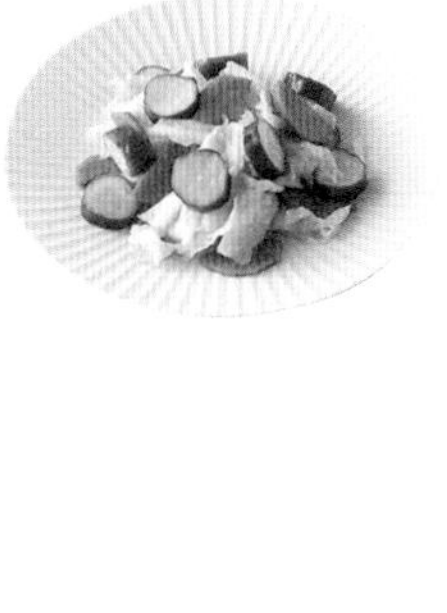

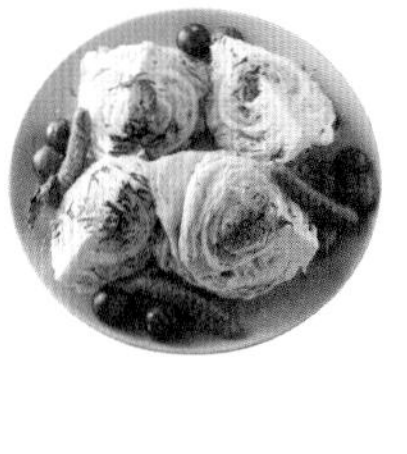

PART4

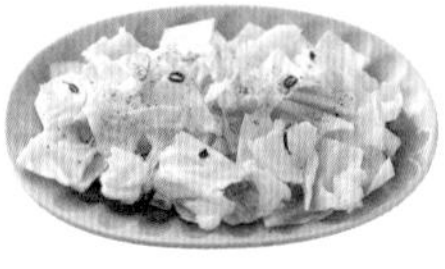

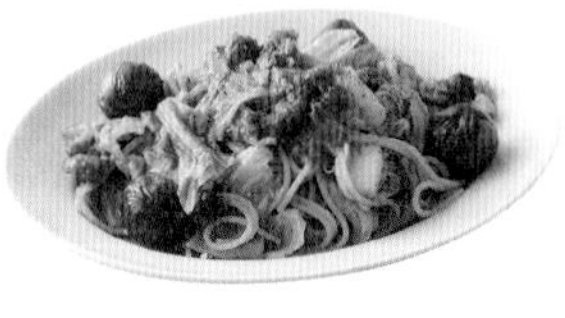

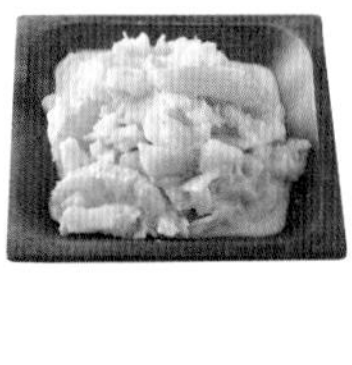

PART 1

キャベツでやせる！不調を防ぐ理由

キャベツが体にいいのはなぜ？　どんな効能があるの？
そんな疑問が解決し、すぐにキャベツを食べたくなる……。
キャベツと健康の関係をわかりやすくひもときます。

ところを大解剖！

**身近な野菜なのに、キャベツってこんなにすごいんです。
これを知ったら食べずにはいられないはず。**

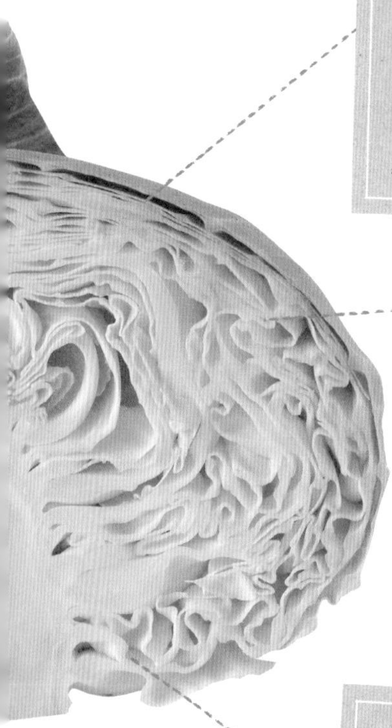

1 低カロリー ＝100g 23kcal

食べごたえがあるのに低カロリーなのが魅力。100gでたった23kcal。野菜のなかでも食べごたえがあり、しっかり噛んで食べるから満腹中枢が刺激されるのが魅力です。

2 イソチオシアネート ＝抗がん効果

野菜や果物に含まれるフィトケミカルのなかでも、老化やがんを防ぐ抗酸化効果が高いイソチオシアネートがたっぷり含まれているのが特徴です。スルフォラファンはこの一種。

3 キャベジン ＝胃腸がじょうぶに

キャベツが成分名の由来でもあるキャベジン。ビタミンUとも呼ばれ、胃粘膜を保護する成分で、胃潰瘍《いかいよう》や胃炎の改善に効果があり、医薬品としても認められています。

キャベツのいい
1つの食材で6つの特効

4 ビタミンC
＝疲労回復、美肌効果

ビタミンCはコラーゲンを作る時に必須の栄養素。足りないと、皮膚や筋肉などがきちんと再生されません。キャベツ100gで1日に必要な量の半分近くが摂れます。

5 食物繊維
＝腸内環境改善

キャベツに多く含まれるのは不溶性の食物繊維。腸内を掃除するように働き、腸の活動を促すので便通がよくなり、便秘が解消し、便秘が原因の肌荒れや不調も改善します。

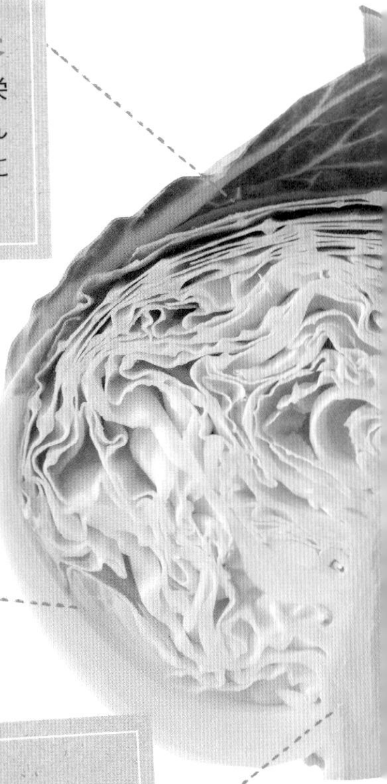

6 カリウム
＝血圧を下げる

血圧を上げるのは塩分、その塩分を排出する手助けをするのがカリウム。塩分を摂りがちな日本人が積極的に摂りたい栄養素。キャベツにもたっぷり含まれています。

目標キャベツ1日100g！ガッツリ食べるコツと習慣

キャベツが体にいいならしっかり食べたいけれど、どのくらい食べればいいのでしょう？　実はたくさん食べるほど効果的です。**基本的に食べ過ぎはありません**ので、**最低１日１００ｇ**を目標に。でも食事はバランスが大切なので、一生懸命キャベツを食べるあまり、たんぱく質や脂質が足りなくなっては本末転倒。**肉や魚と組み合わせて食べられるレシピ**もおすすめです。

一品で１００ｇ以上をドンと食べる料理もいいけれど、小鉢やサラダ、汁物などで**こまめにキャベツ**を食べ、１日のトータルが目標量を超えればＯＫ。キャベツ生活を習慣にするために、酢キャベツや塩もみキャベツなどの作りおきで、手間を省くと続けやすい。おいしい作りおきキャベツや、ボリュームのある主菜をいろいろ紹介しています。

キャベツの重量と栄養素

キャベツは季節や種類で重さがかなり違います。
慣れるまでは秤《はかり》で量るといいけれど、目安はこのくらいです。

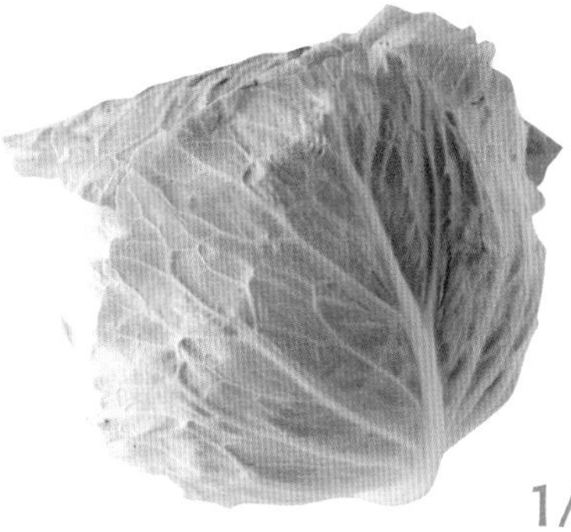

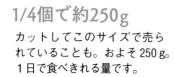

1個で約1kg

しっかりと巻いた一般的なキャベツ1個で1〜1.2 kgが目安です。1個買ったら、半分は料理に使い、残りは酢キャベツや塩もみキャベツで保存しておくとムダがありません。

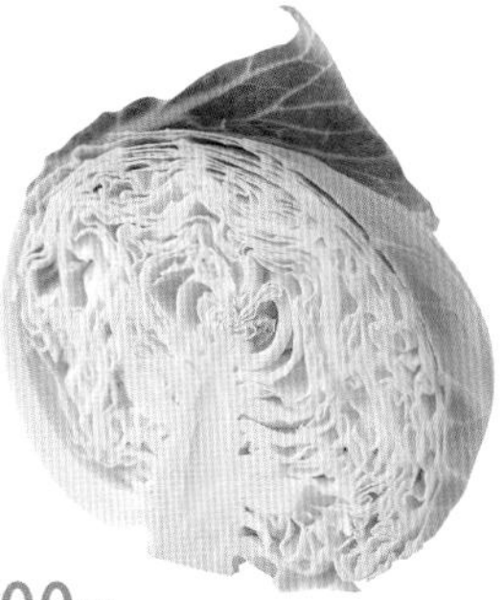

1/2個で約500g

半分で約500 g。ディップをつけてバリバリ食べたり、煮込みや鍋にすると2人でこのくらいは食べられます。

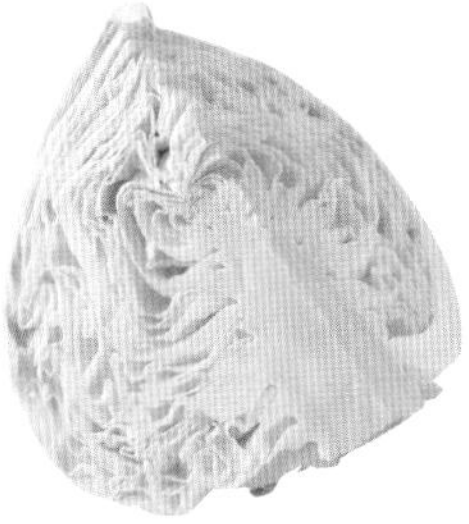

1/4個で約250g

カットしてこのサイズで売られていることも。およそ250 g。1日で食べきれる量です。

大きな葉2枚で100g

2枚で約100gなので、1人が1日に食べたい量。これなら楽勝の量です。

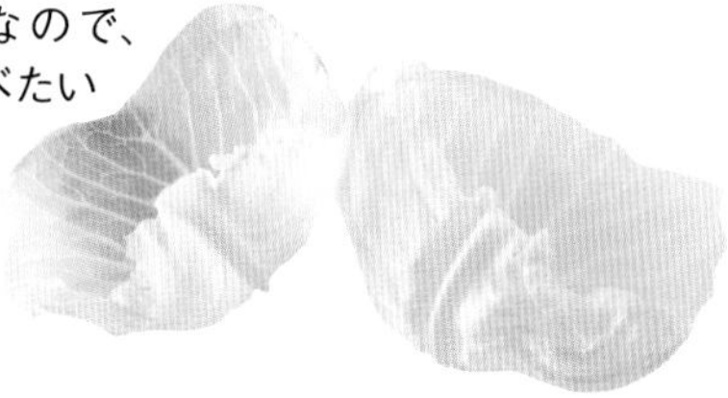

加熱と生、内葉と外葉、どっちが体にいい？

外側は緑色が濃く、内側ほど色が薄くやわらかくなるキャベツの葉。栄養的には外側が優秀です。植物は外敵から身を守るためのフィトケミカルという化学成分を持っていて、これが健康効果の正体。外部に近い外葉ほどこの成分が多いからです。ただし、外葉は固いので、繊維を断ち切るせん切りなどで食べやすくする工夫を。

酢とキャベツで効果が上がる
大きな理由と酢の特徴

キャベツと**組み合わせたい食材のトップが酢**。酢酸が**代謝を高め**、**疲労回復**に役立ちます。

さらに、酢酸は体内で短鎖脂肪酸として**肥満を抑制**します。腸内細菌が食物繊維を分解して作り出されるのですが、直接酢で補うとより健康に。腸内のインクレチンというホルモンの分泌を促し、血糖値をコントロールして**高血糖を予防する働き**もあります。酢を摂っている人は、摂らない人に比べて**血圧が上がりにくい**という研究データもあります。

アルコールを酢に変える**酢酸菌の効果にも注目**が集まっています。**肝臓の機能**を高め、アルコールの分解を助けたり、肝機能障害や脂肪肝の改善にも効果があることがわかっています。

酢の種類と特徴

**酢にはいろいろな種類がありますが、どれも酢酸が主成分。
でも、原料や発酵法などで味わいや栄養価が違います。**

米酢

米だけを原料にした酢。酸味とコクのあるキリッとした味わいで、和食を引き立てる。玄米酢もこの仲間。

穀物酢

小麦やとうもろこしなどの穀類を原料にした酢で、あっさりした味。和洋中どんな料理にも合うくせのない酢。

りんご酢

りんごの果汁を発酵させたアップルワインをさらに酢酸発酵させた酢。フルーティーな香りと味はサラダなどに合う。

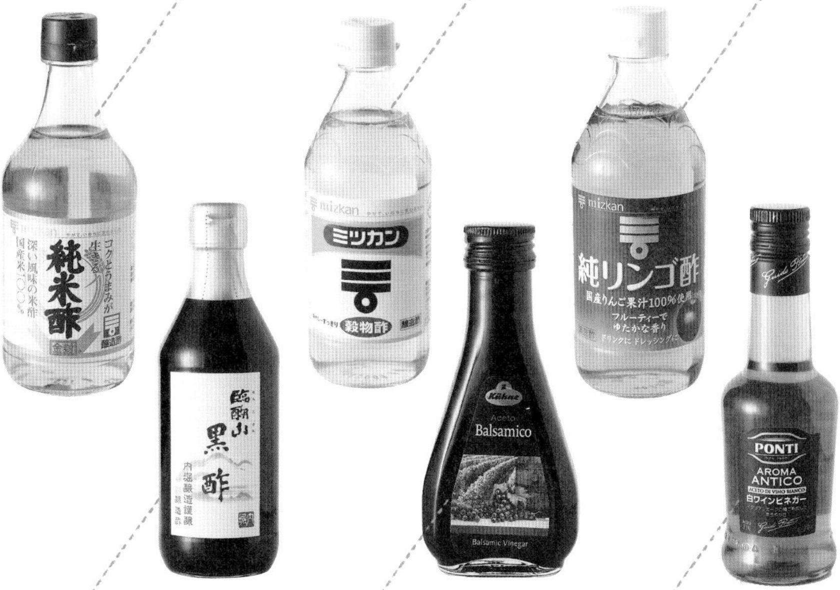

黒酢

米を原料にしてかめで自然に発酵させた酢。アミノ酸が非常に多く、これが糖と反応して黒色に。健康効果が高い。

バルサミコ酢

濃縮したぶどうの果汁を木樽で長期熟成させる伝統的な方法で造られた酢。栄養素が凝縮しているが、高価なのが難点。

ワインビネガー

ワインをさらに酢酸発酵させて造る酢。白はさっぱりとしてフルーティー。赤ワインを使った赤ワインビネガーもある。

腸内環境と食物繊維の切っても切れない深い関係

健康の一番のカギは、実は**腸が握っています**。腸が健康でないと、栄養素をうまく吸収することも、毒素を排出することもできないので、必要なものが取り入れられず、不要なものをため込んでしまうためです。

それだけではありません。**腸には免疫機能が集中**し、また**脳と相互に影響**を及ぼし合う脳腸相関の関係にあるので、メンタルの安定にも重要です。

腸内環境を左右するのは腸の中にすんでいる**腸内細菌のバランス**です。体に役立つ働きをする**善玉菌**と、どっちつかずの**日和見《ひよりみ》菌**、害になる**悪玉菌**のバランスがとれていることが大切です。

腸内の善玉菌を増やすためには、エサになる**食物繊維やオリゴ糖を十分**摂りましょう。

腸内環境は2：7：1で

**腸の中には数十種の菌がすんでいますが
大きく分けると善玉菌、日和見菌、悪玉菌に分けられます。**

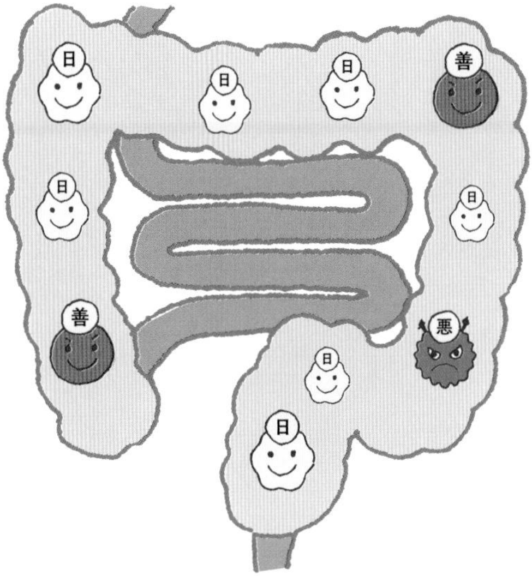

腸内環境とは

善玉菌、悪玉菌、日和見菌が２：７：１のバランスを保っているのが理想の腸内環境。どんなに食物繊維やオリゴ糖を摂っても、善玉菌が２割以上にはならない。善玉菌が減ると、日和見菌が悪玉菌のように働くので不調に。

2割

善玉菌

消化を助けたり、便秘や下痢を防いだり、免疫やビタミンの合成を助ける働きも。

7割

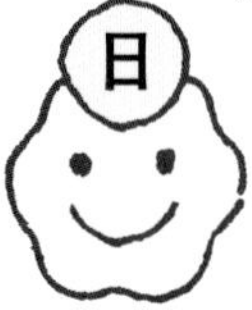

日和見菌

善玉菌が優勢なら腸の調子を整え、悪玉菌が増えると有害物質を作るなど変わり身が早い。

1割

悪玉菌

腸内の腐敗を進めて有害な物質を作ったり、腸の働きを妨げて下痢や便秘の原因にも。

1日に摂りたい食物繊維

年齢	男性	女性
18～64歳	21g以上	18g以上
65歳以上	20g以上	17g以上

厚生労働省「日本人の食事摂取基準（2020年版）」より

キャベツの健康効果を引き出す 一緒に食べたい身近な食材

キャベツを食べるなら**健康効果を一層アップさせる食材**と組み合わせたいもの。酢キャベツが体にいいことからもわかるように、**発酵食品はイチ押し**です。麹菌や納豆菌は直接腸に関係しませんが、代謝を助けたり、免疫力を上げるなど、多くの健康効果を持つので、相乗効果が期待できます。

野菜からは摂れない**脂質を補う油**や、血液サラサラ成分の**ＥＰＡ**や、脳を元気にする**ＤＨＡ**などのよい成分と、動物性たんぱく質が同時に摂れる**魚の缶詰**も最高の組み合わせ。肉や魚は栄養のバランスがよいだけでなく、キャベツをたっぷり食べられる相性のいい食材でもあります。

健康を左右する腸内細菌を食べて補える**ヨーグルト**や、漬け物などにも含まれる乳酸菌も同時に摂りたいものです。

キャベツを助ける身近な食材

**キャベツと一緒に摂ると体によい働きが倍増する
おすすめの食材です。相性もいいので覚えておきましょう。**

酢

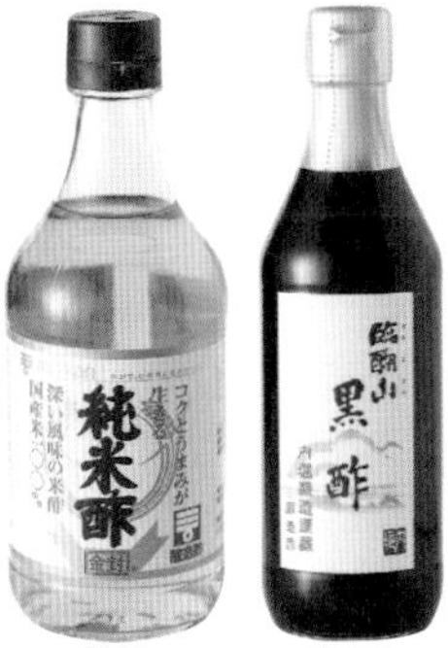

酢酸が疲労回復や代謝アップに役立つ酢。アミノ酸の多い黒酢や酢酸菌がおりのように沈んでいる酢は特におすすめ。

みそ

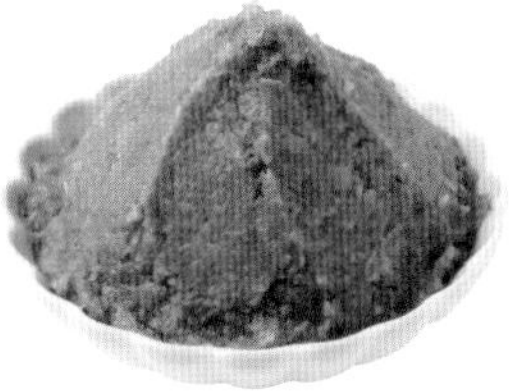

大豆を麹菌で発酵させたみそには、麹菌の効果＋大豆イソフラボンやサポニン、レシチンなどの栄養効果が。

油

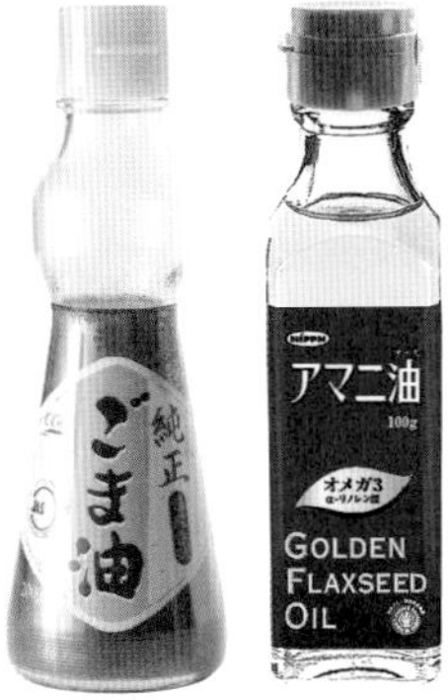

油も適量摂りたい食材。アマニ油のようなオメガ3系はもちろん、ごま油やオリーブ油のようなしぼっただけの油がおすすめ。

魚缶

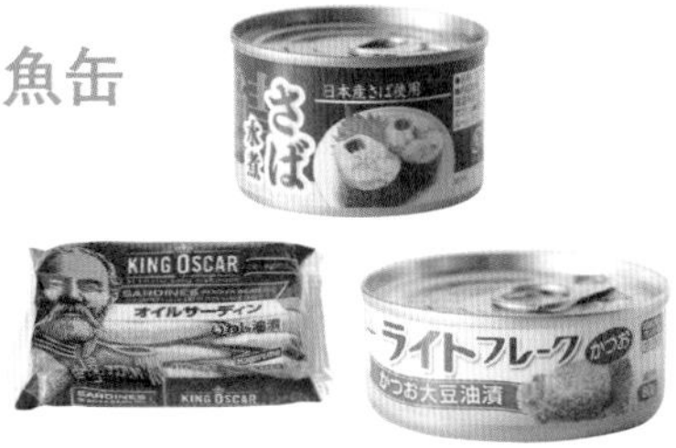

さば、さんま、いわしなどの青背魚の缶詰やツナ缶はEPAやDHA が豊富。ビタミンDが豊富な鮭缶もおすすめ。

たんぱく質

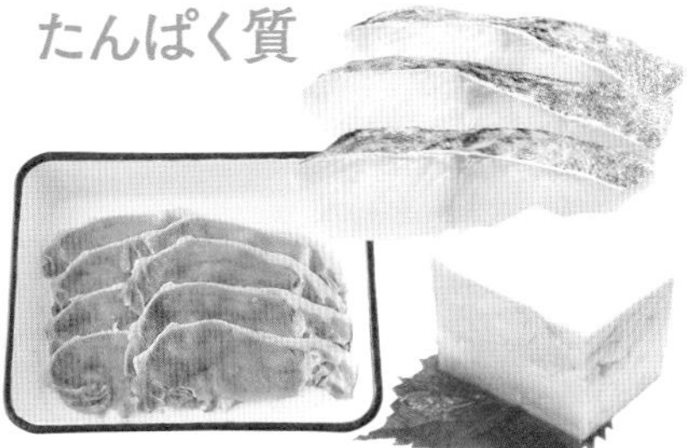

野菜には少ないたんぱく質は健康な体を維持するために欠かせない栄養素。淡白なキャベツとの相性もいい。

乳酸菌

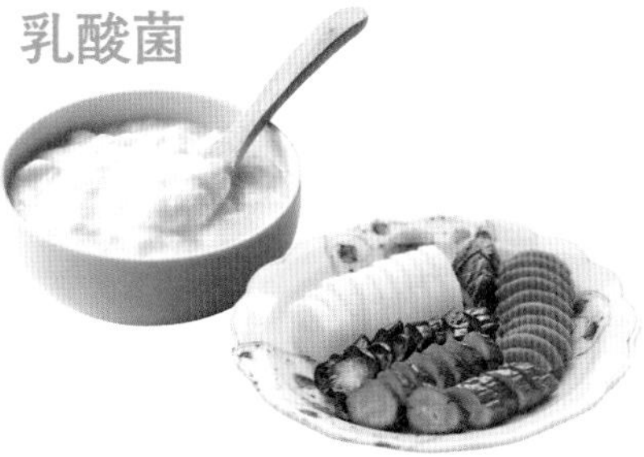

直接腸に効く乳酸菌。ヨーグルトが代表する動物性乳酸菌と、ぬか漬けや野沢菜に多い植物性乳酸菌がある。

効果1

肥満を防ぐ

低カロリーで食べごたえがあり、よく噛むことで食べ過ぎ防止に

太ると見た目が悪いだけでなく、糖尿病や脂質異常症、脂肪肝、高血圧などの生活習慣病の発症率も確実に上がります。それでもやせられないのが現実。それは、体重を減らそうと、食べるのをがまんするからです。

私がたった4カ月でダイエットに成功したのは、がまんをしなかったから。主食をキャベツに置き換えて、よく噛んで食べることで**満腹感が得られ、**好きなおかずを適量食べて満足していました。

ダイエットは焦ってはだめ。ストレスを感じたり、ほかの栄養素のバランスがくずれたりしないように気をつけてください。自分がどのくらい太っているのかを確認し、まず**無理のない目標**を決めましょう。左ページに肥満度の指標を紹介しました。健康的な目標体重を決めてみるといいですね。

キャベツ100gのカロリーと栄養素

**キャベツダイエットで気をつけたい栄養のことと、
標準体重や、無理のない目標体重の決め方を紹介します。**

カロリー／23kcal

キャベツのカロリーはたったこれだけ。腸もきれいになり、フィトケミカルやビタミンも豊富なキャベツだから、量を気にせずに食べてＯＫ。

たんぱく質／1.3g

キャベツで摂れるたんぱく質はわずかなので、健康な細胞を維持するためにはたんぱく質は他の食材から摂りたい。肉や卵、魚など組み合わせて。

脂質／0.2g

ダイエットのために油をカットし過ぎるのはＮＧ。キャベツだけでは脂質は足りない。適度な脂質はじょうぶな細胞や皮膚の潤いのためにも必要。

炭水化物／5.2g

炭水化物の目安量は１日に必要なエネルギー量の50～65％。日本人は相対的に炭水化物の摂り過ぎ。主食を控えてキャベツを食べるのが正解。

文部科学省「日本食品標準成分表 2015年版（七訂）」より

肥満度の指標BMIでまず目標の体重を決める！

漠然とやせたいと思うだけではやせません。目標を具体的に。

BMI＝体重(kg)÷[身長(m)×身長(m)]

身長160cmで体重60kgの場合
60kg ÷（1.6m × 1.6m）＝ BMI 約23.4

身長160cmで体重70kgの場合
70kg ÷（1.6m × 1.6m）＝ BMI 約27.3

18.5未満	低体重
18.5以上25未満	普通体重
25以上30未満	肥満（１度）
30以上35未満	肥満（２度）
35以上40未満	肥満（３度）
40以上	肥満（４度）

**適正体重(標準)＝
[身長(m)×身長(m)]×22**

標準は
22

日本肥満学会「肥満度分類」より

効果 2

血圧を下げる

カリウムが血圧の上昇を抑え、血液サラサラ&血管の柔軟性もアップ

中高年の健康の悩みといえば高血圧です。**血圧が上がる一番の理由は塩分の摂り過ぎ**で、ご飯をしょっぱいおかずで食べる日本人の食生活習慣は、欧米に比べて塩分をたくさん摂りがち。主食を減らし、キャベツで満腹にするのは、減塩の視点からも大正解です。

さらに、塩分ばかりが注目されますが、実は**塩分の排出をサポートするカリウム**もとても重要。血液中に増えたナトリウムを排出し、浸透圧による血圧の上昇を抑える働きがあります。

カリウムの多い食材はバナナや柑橘類。野菜ならほうれんそうや春菊、キャベツに多く含まれます。**1食で食べられる量**を考えると、キャベツはかなり有効です。塩分を控えるとともに、カリウムもしっかり摂りましょう。

血圧が上がる仕組みと対策

血圧が上がる直接的な原因は塩分。その塩分を排出してくれるのがキャベツにも多いカリウムです。

高血圧と塩分の関係

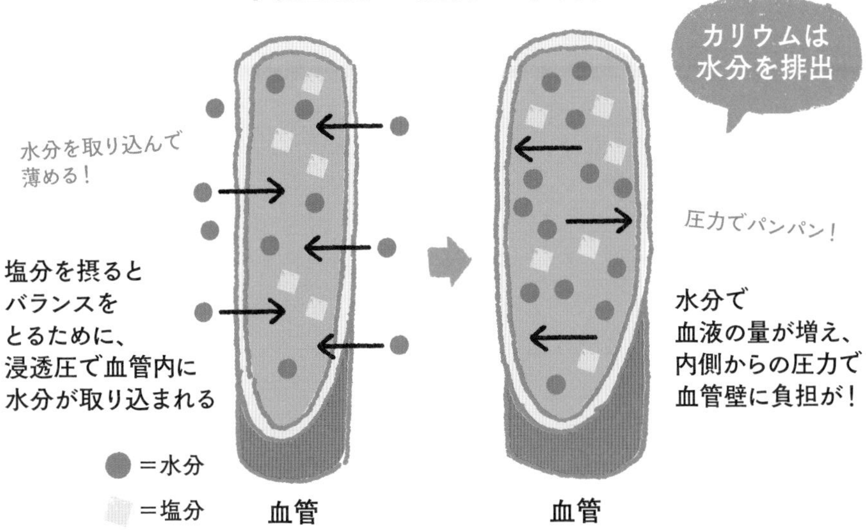
カリウムは
水分を排出
水分を取り込んで
薄める！
塩分を摂ると
バランスを
とるために、
浸透圧で血管内に
水分が取り込まれる
圧力でパンパン！
水分で
血液の量が増え、
内側からの圧力で
血管壁に負担が！
＝水分
＝塩分
血管
血管

1日の塩分摂取量の目標

- 男性 7.5g未満
- 女性 6.5g未満

1日に摂りたいカリウム量

- 男性 2500mg
- 女性 2000mg

**キャベツ100gで
カリウム200mg以上**

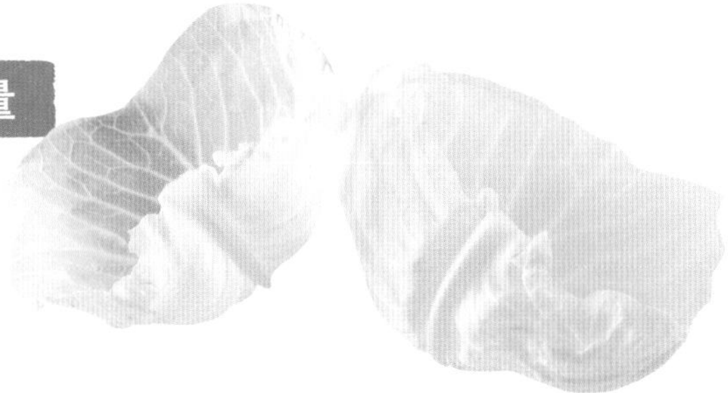

厚生労働省「日本人の食事摂取基準（2020年版）」より

効果
3

血糖値を上げない

ブドウ糖の吸収をゆるやかにし、血糖値スパイクに負けない

今や**2千万人が糖尿病や、その疑いがある人**だとされています。血糖値が上がるのは、まず、炭水化物の摂取量と質が原因です。炭水化物は糖質と食物繊維からできています。この二つは相反する性質で、**糖は血糖値を急上昇させ、食物繊維、特に水溶性食物繊維は血糖値を上がりにくく**します。食物繊維の多い食材を食前や食事中に食べると**血糖値の上昇がゆるやか**になり、血糖値を下げるインシュリンの必要量も少なくてすむので、体への負担が減ります。キャベツは水溶性食物繊維と不溶性食物繊維のバランスがよく、**血糖値をコントロールできる食材**です。

パンやご飯などの高糖質の食材をキャベツに代えて、食後の急激な血糖値の上昇＝血糖値スパイクを抑えれば、**糖尿病の予防や改善**に役立ちます。

食物繊維が糖の吸収を抑える

血糖値の上昇を抑えるのには糖質の摂取量を減らすことと、糖の吸収のスピードを抑えること。食物繊維が重要です。

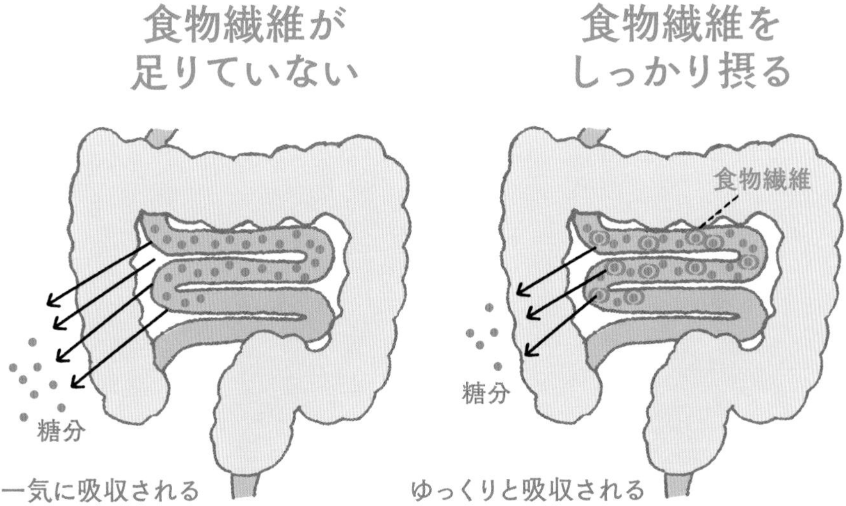

食物繊維が足りていない

一気に吸収される
食物繊維をしっかり摂る

ゆっくりと吸収される

糖質だけをダイレクトに摂ると、一気に血液に取り込まれ、血糖値が急上昇するが、食物繊維は糖を包み込み、吸収を遅くする働きがある。血糖値の上下動もゆるやかに。これによって糖を処理するスピードが追いつく。

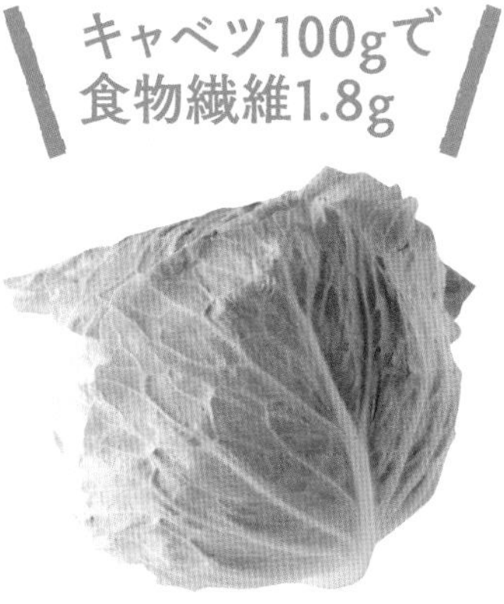
キャベツ100gで
食物繊維1.8g

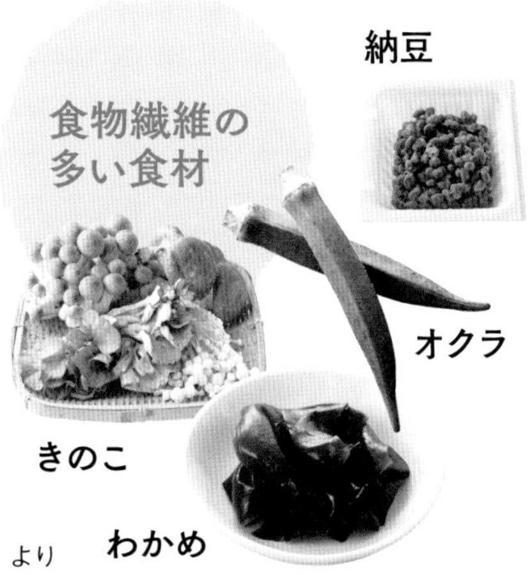
食物繊維の
多い食材
納豆
オクラ
きのこ
わかめ

文部科学省「日本食品標準成分表 2015年版（七訂）」より

効果4

心筋梗塞、脳卒中を防ぐ

血管を詰まらせない効果と、じょうぶにする働きがある脂質を

急に発症して、**命にかかわる恐ろしい病気が心筋梗塞や脳卒中**です。心臓の血管が詰まり、その先に血液が届かずに壊死《えし》する心筋梗塞、脳の血管が詰まったり切れたりする脳卒中はいずれも血管の病気で、**動脈硬化が原因**です。

原因の多くが悪玉コレステロールといわれる**LDLコレステロールが酸化**して血管壁にこびりつくこと。血管の内部が狭くなり、やがて完全に詰まったり、こびりついた血栓がはがれ、別のところで詰まったりするためです。

食物繊維には、**動脈硬化の原因となるコレステロールの吸収を減らす**効果があります。よい脂質を選ぶことも重要です。細胞膜を作る善玉コレステロールや、**抗酸化成分で細胞を生き生きと保つ**ことも予防になります。**血管をじょうぶに保つ脂質であるEPA**は青背魚に多く含まれます。

動脈硬化はこう進む！

**動脈硬化はドロドロ血液が血管内にたまって起きます。
よい油を適量摂り、血管をじょうぶにすることも大切です。**

よい油を適量

えごま油、アマニ油 ごま油、オリーブ油

アマニ油やえごま油などのオメガ３系脂肪酸、加工されていないごま油やオリーブ油などがおすすめ。オメガ９系のサラダ油などは控えめに。

× サラダ油

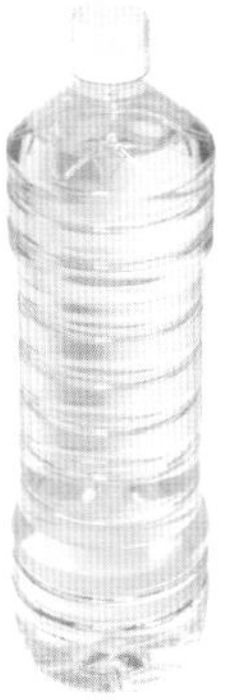

卵も牛乳もOK

卵

牛乳

コレステロールは細胞膜を作る大事な栄養素。動物性の脂質からしか摂れない成分もある。

動脈硬化とは

動脈硬化は血管の内側にコレステロールがこびりついて詰まったり、血管が硬くもろくなること。完全にふさがってしまうとその先に血液が届かず、心筋梗塞や脳卒中の原因に。

健康な血管

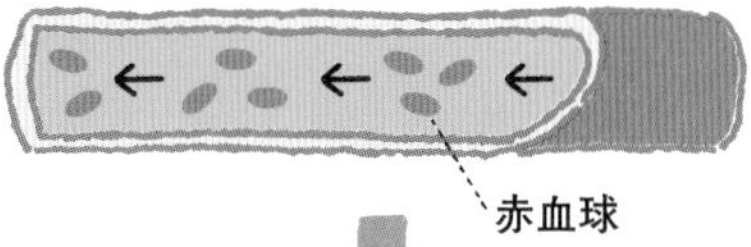

酸化したコレステロールが
血管壁にこびりつく

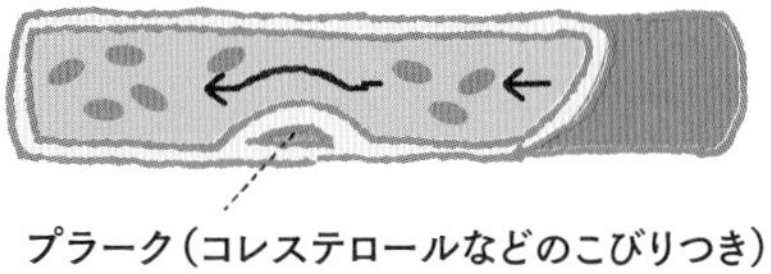

血管内が狭くなる
血液の流れが悪くなる

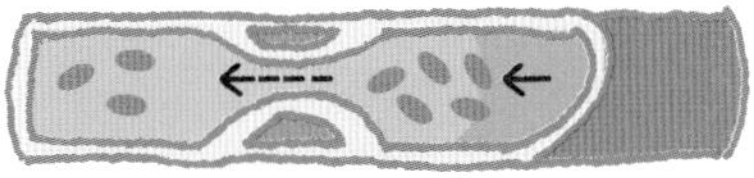

血栓で血管がふさがる

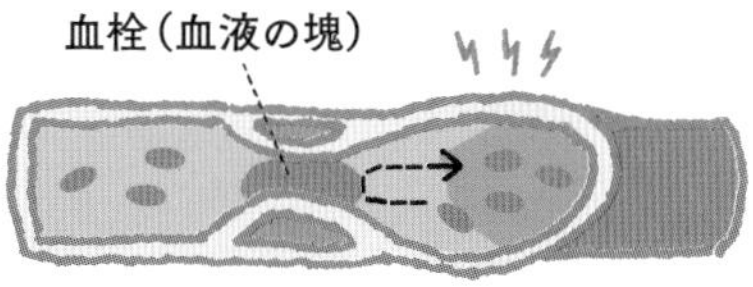

効果
5

美肌効果、老化を防ぐ

毎日キャベツをたっぷり食べて肌荒れ、しみ、しわ、たるみと無縁な肌に

皮膚のダメージは、**紫外線や乾燥などの外的な原因**と、腸の調子や、代謝が正常かといった**体内の状況**の2つが大きく影響します。

このどちらにもキャベツは効果的。まず、紫外線によるメラニンの増殖で起こるしみやそばかす、乾燥による肌荒れなどは、ターンオーバーと呼ばれる表皮細胞の入れ替わりが正常に行われれば改善されます。これをサポートする**ビタミンCやビタミンB群**が、キャベツにはたっぷり含まれています。

また、肌荒れは、腸内環境の乱れによって悪玉菌が増え、血液中に毒素が吸収されることでも起こります。**便秘が治ると肌の調子がよくなる**のはこのため。**食物繊維、乳酸菌、オリゴ糖**など、腸内環境を整える成分が豊富なキャベツで肌の調子は一気に改善されます。

肌を守る2つの方法

**肌の調子は外からの刺激と体内の状況の2つで決まります。
外側も内側も整えるキャベツが味方です。**

外からの刺激から皮膚を保護する

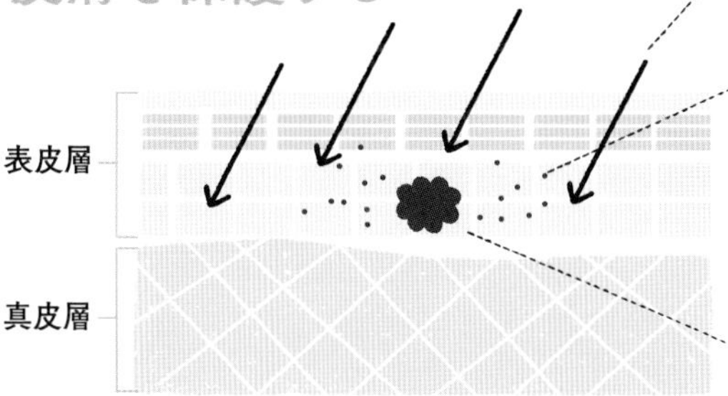

紫外線
可視光線よりも波長が短い光。細胞を刺激してダメージを与える。

メラニン
紫外線の刺激によって生み出される。増え過ぎるとしみの原因に。

メラノサイト
皮膚を紫外線から守る細胞。紫外線が増えるとメラニンを作る。

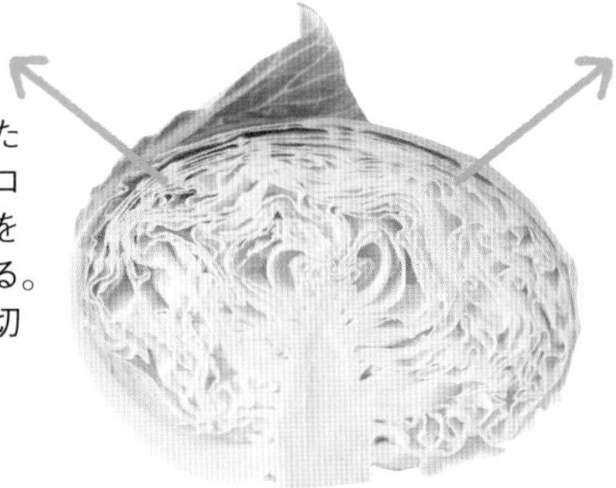

ビタミンC

皮膚を構成するのはたんぱく質の一種のコラーゲン。アミノ酸を原料に体内で作られる。コラーゲン生成に大切なのがビタミンC。

ビタミンB群

細胞の再生を手助けするのがビタミンB群。肌細胞を新しく作り変えたり、皮膚の免疫力を高め、健康な皮膚を保つサポートをする。

内側からきれいになって肌の調子を上げる腸活

食物繊維

水溶性食物繊維
海藻やオクラなどのネバネバ食品に多い。

不溶性食物繊維
根菜やこんにゃくなど筋張った食品に多い。

乳酸菌

動物性乳酸菌
ヨーグルトやチーズなどに多く含まれる。

植物性乳酸菌
ぬか漬けや野沢菜などの漬け物に多く含まれる。

オリゴ糖

キャベツにはオリゴ糖が豊富。ほかに、玉ねぎ、アスパラガス、ごぼう、にんにく、とうもろこしなどに多い。

効果 6

免疫力を上げる

免疫力が上がれば、風邪をひかない、食中毒や肺炎などの感染症にならない！

免疫力とは、菌やウイルスなど**外から侵入する敵に対する抵抗力**のことです。風邪をひきやすい、お腹を壊しやすい、帯状疱疹《たいじょうほうしん》ができるなど、外敵によって**体調をくずしやすいのは免疫力が低下**していることが原因です。

初めて出合った菌と戦うのは**自然免疫**、その経験を生かして抵抗力をつけ、次に備えるのが**獲得免疫**で、これが免疫ができたといわれる状態です。

免疫力を上げるには、敵と戦う力をつけることが重要。小腸には**腸管免疫といわれる免疫の中枢**があり、その機能は腸内環境に影響されるので、キャベツの食物繊維やオリゴ糖で善玉菌を増やせば免疫力が向上します。

免疫の過剰反応である**アレルギー症状**や、膠原病《こうげんびょう》のように自分の細胞を敵と誤認識してしまう**自己免疫疾患も改善**されます。

免疫の仕組み！

**免疫力は、血液と腸の状態と大きな関係があります。
健康な白血球と、免疫細胞が集中する腸の健康が大切です。**

自然免疫

侵入してきた外敵とすぐに戦う。戦っている間に、外敵の情報を記憶する。

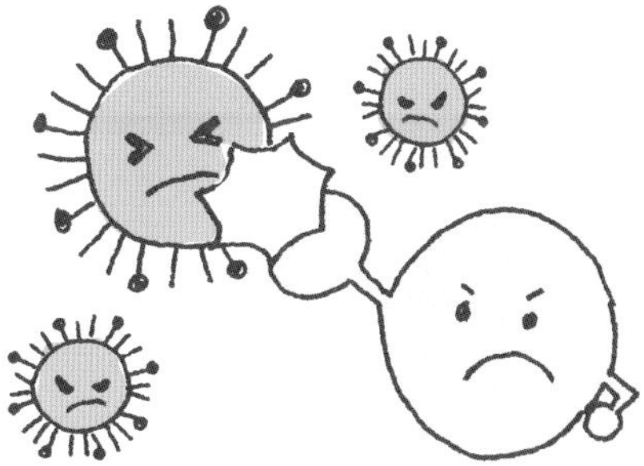

獲得免疫

一度体験した外敵の情報を覚えて、次からはすぐに戦えるようにする仕組み。

アレルギー

花粉やハウスダストなど、それほどひどい悪影響がない物質に過剰に反応し、症状があらわれる免疫過剰反応。

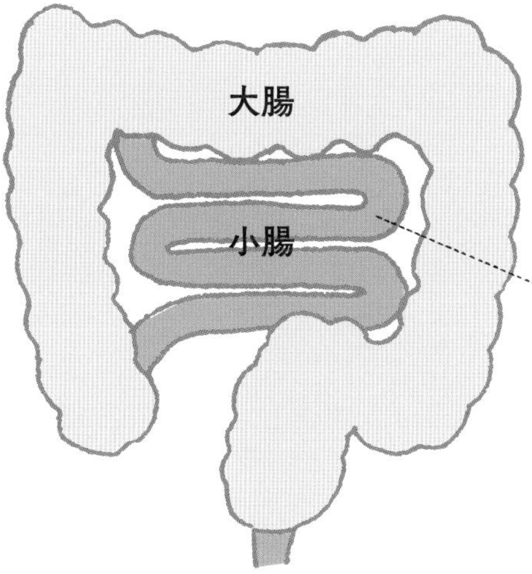

腸管免疫

小腸の絨毛《じゅうもう》の間に、免疫細胞が集中しているパイエル板という免疫器官がある。腸内環境が整っていると、腸管免疫もしっかり働く。

効果
7

がんを防ぐ

細胞のコピーミスによるがん化を防ぐ
イソチオシアネートの高い抗酸化効果

日本人の死因第一位はがん。今や、がん＝死の病ではありませんが、年々罹患率が上がっているのも事実です。原因は私たちの体を構成する**正常な細胞が傷つき、再生される時に間違いが起こる**、コピーミスです。

これは、発がん物質やウイルスによるものも多いのですが、**活性酸素による細胞の酸化**や、摂り過ぎた**糖質がたんぱく質と結びつく糖化**なども大きな原因。ストレス、疲労、免疫力の低下もがんの発生を促します。

１９９０年代にアメリカの国立がん研究所から、**がんを防ぐ食材**が発表されました。植物が自らを守るフィトケミカルと呼ばれる、化学物質が含まれる野菜類で、キャベツはトップクラスです。キャベツをたっぷり食べ、糖質や脂質は適量、という食生活で、がんを防ぐことができるはずです。

がんを防ぐ食材は……

アメリカの国立がん研究所が発表したがんを予防する食材、デザイナーフーズ・ピラミッド。キャベツは最上位群に。

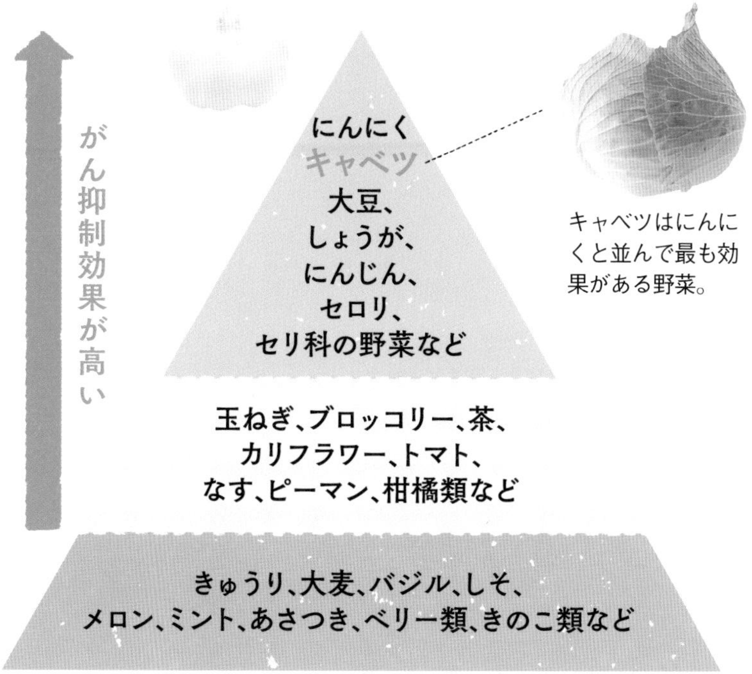

キャベツはにんにくと並んで最も効果がある野菜。

抗酸化効果を持つ主なフィトケミカル

フィトは植物、ケミカルは化学成分という意味。植物が外敵から身を守るために持っている成分。人間にとっても有益に働くことがわかっている。

イソチオシアネート

キャベツに多く、アブラナ科の植物に多く含まれる。

アリシン

にんにくや玉ねぎに含まれる刺激成分で、抗菌、抗カビ、抗血栓、抗酸化などの働きがある。

ポリフェノール

ワインやなすに含まれる色素成分で活性酸素を減らす効果が高い。

リコピン

トマトに多く含まれる赤い色素成分で、抗酸化効果がとても高い。

アントシアニン

紫キャベツやベリーなどに含まれる赤紫の色素で抗酸化効果が高い。

カロテノイド

緑黄色野菜に含まれる黄色い色素群で、β-カロテンが代表的。

こんなにある！キャベツの種類！

一年中売られているキャベツですが、普段スーパーで売っているずっしりと重い、少し扁平なキャベツは冬キャベツ。同じ品種を高原で育て、夏に収穫する夏キャベツもあります。ほかにもいろいろな種類があり、味や食感が違うので、使い分けてください。

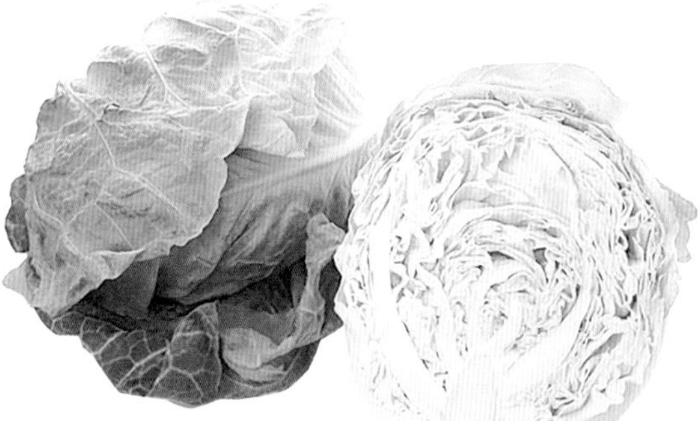

春キャベツ

秋に種をまいて春先に収穫する品種で、巻きがゆるくて軽め。葉がやわらかくてサラダなどの生食に向く。

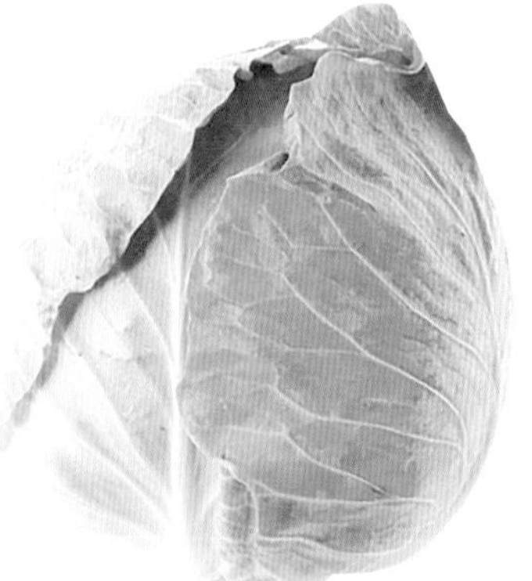

グリーンボール

丸玉の別名どおり、きれいな球形で葉は厚みがあり、しっかりと巻いているのにやわらかい。甘みが強く栄養価も高い。

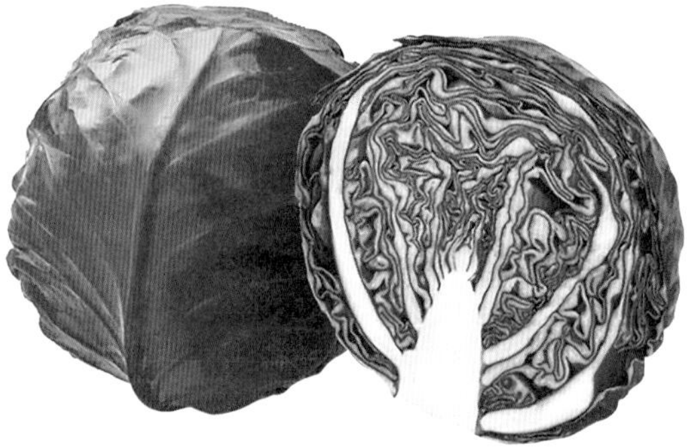

紫キャベツ

別名赤キャベツ、レッドキャベツ。濃紫色の葉は薄めでしっかりと巻いている。紫色はアントシアニンという色素成分で、抗酸化効果が高い。

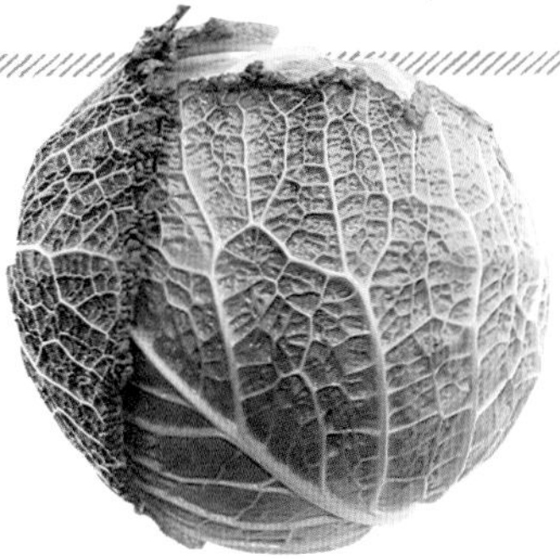

ちりめんキャベツ

サボイキャベツとも呼ばれ、葉にちりめん状のしわがある。小ぶりで葉は固く、繊維質。内部まで色が濃く、色素成分も多い。

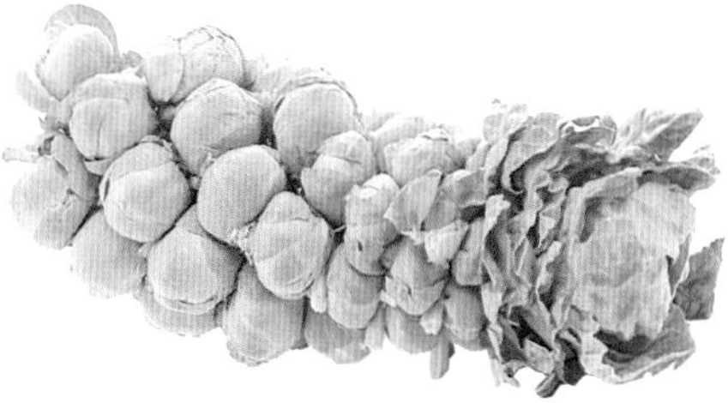

芽キャベツ

子持ち甘藍《かんらん》とも呼ばれ、葉のわきの芽が結球して1本の茎に30〜50個の芽キャベツがぎっしりとつく。加熱料理に。

これもキャベツの仲間

キャベツはアブラナ科アブラナ属の植物。このほか、カリフラワー、からし菜、かぶ、白菜なども同じ仲間で、キャベツ同様にイソチオシアネートなどを含みます。

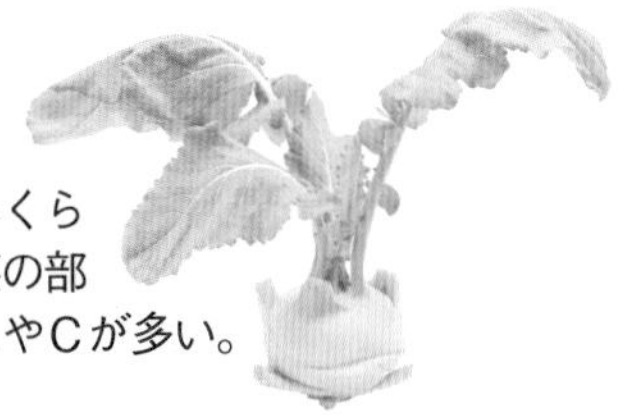

コールラビ

茎がかぶのように丸くふくらみ、葉は結球しない。茎の部分を食べる。ビタミンAやCが多い。

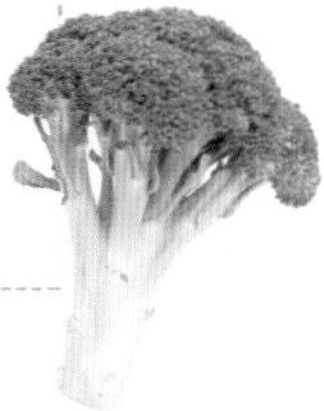

ブロッコリー

キャベツを品種改良して花の部分を食べる野菜。加熱するのが一般的。カリフラワーも同じ仲間。

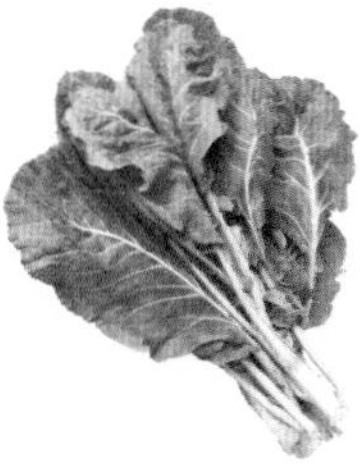

ケール

キャベツの原種に近く、少し苦味があり、濃い緑色。栄養成分が豊富で、青汁の材料にも使われている。

ブロッコリースプラウト

ブロッコリーの種子を発芽させたもの。スルフォラファンが大量に含まれ、免疫力を上げる食品として注目されている。

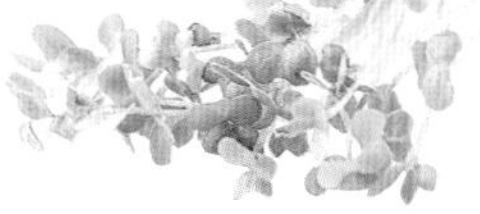

キャベツ生活便利グッズ

毎日キャベツを食べる習慣を応援するお役立ちグッズです。切る、洗う。保存する時にあると便利なアイテムばかり。ちょっとした時短でキャベツが身近になるので、キャベツ生活を始めるなら、取り入れてみてはいかがでしょう？

キャベツスライサー

せん切りキャベツがスイスイできる大型のスライサー。せん切りが苦手な人にはありがたいアイテム。キャベツは外側数枚をはがして。

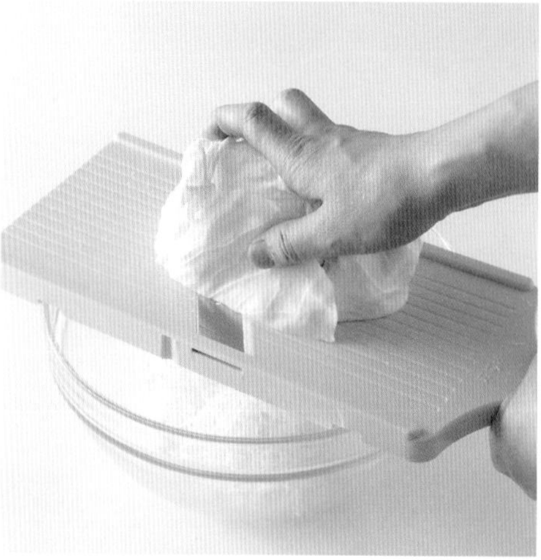

キャベツ用のスライサーは、キャベツの断面を当ててスライス。押す時に切れる。

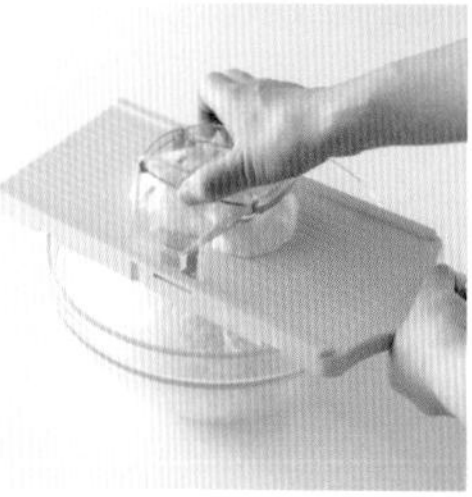

キャベツが小さくなってきたら、ホルダーを使えば安全で、スライスしやすい。

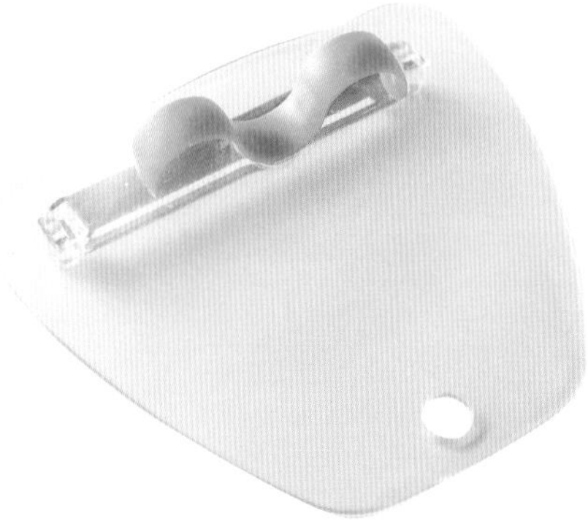

キャベツピーラー

キャベツをスイスイとスライスできるピーラー。コンパクトなので収納に便利で、ちょっとせん切りしたい時にすぐに使える。

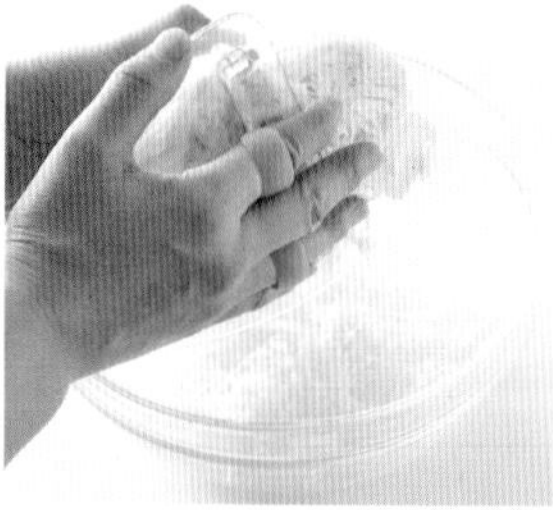

手にはめて使えるキャベツピーラーは安定して使える。キャベツの断面を滑らせるようにして使う。

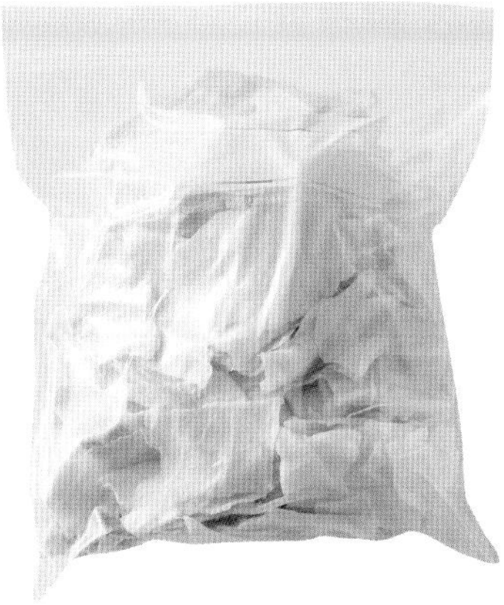

保存袋

毎回キャベツをはがして切るのがめんどうなら、まとめて切ってファスナー付き保存袋に入れて冷蔵室へ！1日くらいは日持ちする。手抜きもキャベツ生活を長続きさせるコツ。

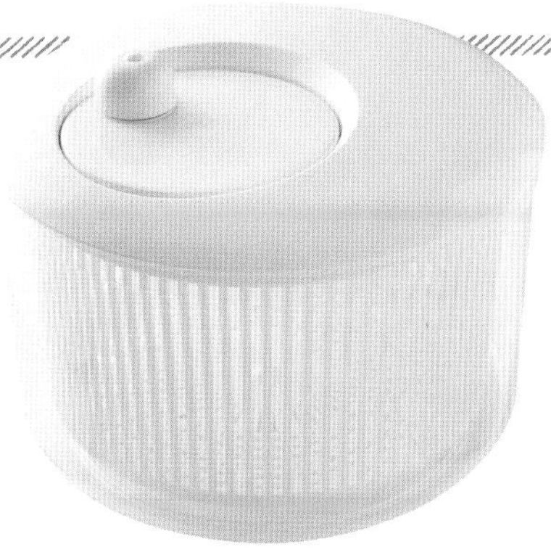

サラダスピナー

ちぎったキャベツや、洗ってせん切りにしたキャベツの場合はしっかり水気をきるのがポイント。サラダスピナーで水気をきると酢キャベツなども傷みにくくなる。

内部にあるかごが回転して、遠心力で水気が吹き飛ぶ仕組み。サラダ野菜の水気をきるのにあると便利。

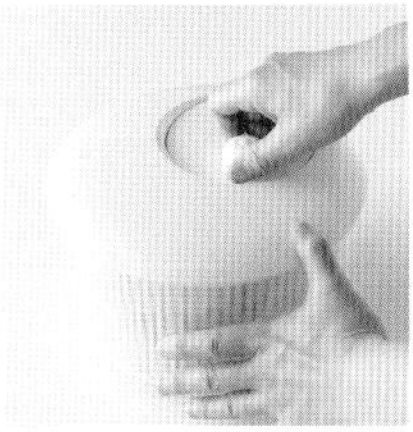

キャベツの冷凍保存

キャベツは冷凍保存もできます。切ったり、ちぎったりしたキャベツの水気をしっかりきってファスナー付き保存袋に入れ、冷凍室へ。解凍するとくたっとするので生食には向きません。冷凍によって内部の水分が膨張し、細胞が壊れるのがしんなりする理由。

そのため、加熱するとすぐにやわらかくなるのが逆にメリット。炒め物や煮物などがすぐにできるので時間がない時に便利です。

加熱時間が短いと、ビタミンなどが壊れにくいので、栄養効果が保たれるといううれしい側面もあります。

キャベツの切り方大図鑑！

せん切り

生食の切り方の代表。はがしたキャベツを重ねて両端を巻き込むようにし、左手でしっかりと押さえて端から細く切る。キャベツの繊維を断ち切る方向に切るとやわらかい口当たりに。

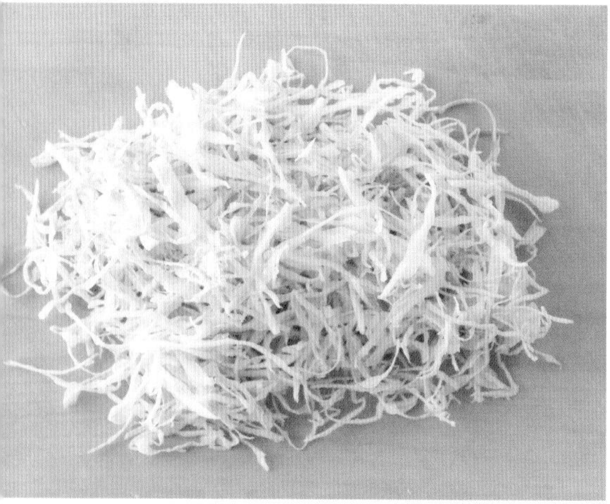

キャベツは切り方次第で味わいが全く違います。おなじみのせん切りキャベツのほか、形や大きさのバリエーションを覚えてください。本書で紹介する酢キャベツや塩もみキャベツは、せん切りのほか、細切り、色紙切り、みじん切りでもおいしく作れます。山盛りの生キャベツをディップやシーズニングスパイスで食べるならざく切りはいかがでしょう？

細切り

キャベツを１～２㎝幅に切る切り方。はがしたキャベツを数枚重ね、丸めて端から切る。繊維を断ち切るように切るのが基本。せん切りに比べて簡単で、作りおきキャベツでは食感が残る。

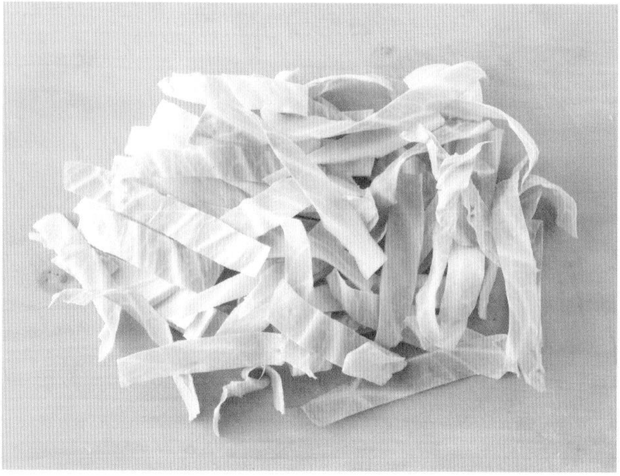

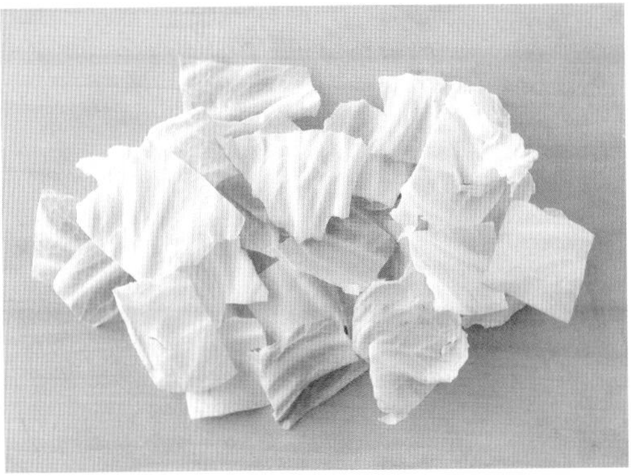

ざく切り

キャベツの葉を数枚重ねて、まず3～4cm幅に切り、方向をそろえて3～4cm四方に切る。炒め物など、存在感を残す料理に向く。この状態で冷凍も可。

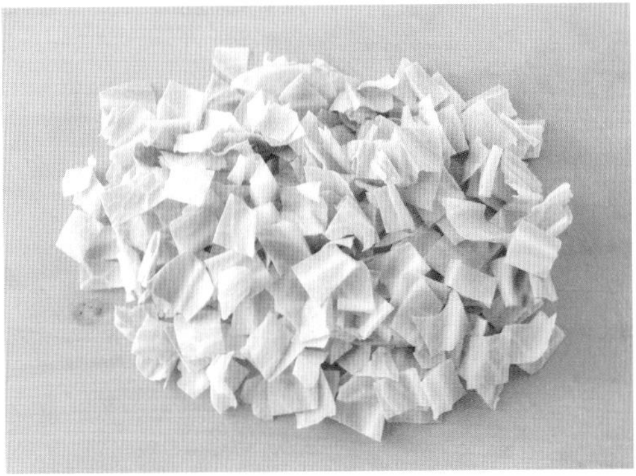

色紙切り

小さめなので食べやすく、調味料がなじんで手早く調理できる切り方。キャベツの葉を数枚重ねて1～2cmの幅に切り、方向をそろえて1～2cm四方に切る。コールスローやスープに向く。

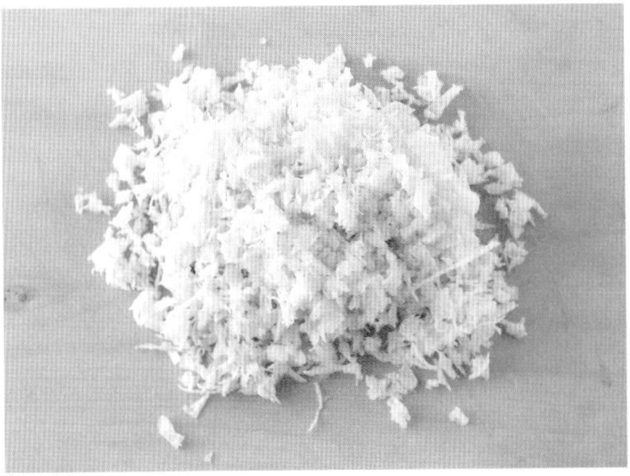

みじん切り

細かく刻んで食感を主張させない切り方。ハンバーグなどの肉だねに混ぜても。せん切りにしたキャベツの方向をそろえ、細かく刻む。チョッパーやフードプロセッサーを利用するのもいい。

レシピページの使い方

PART2からPART4までのレシピページの見方を紹介します。
レシピ選びや調理の際の参考にしてください。

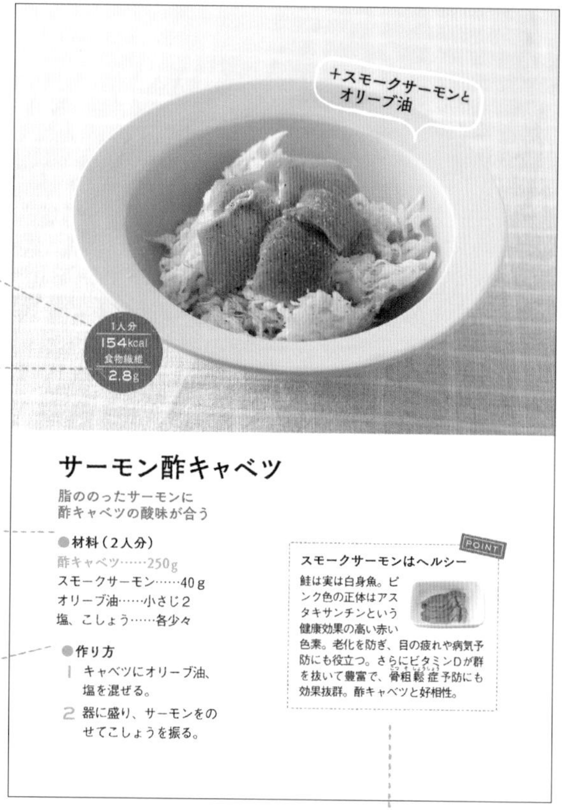

+スモークサーモンと
オリーブ油
1人分
154kcal
食物繊維
2.8g

サーモン酢キャベツ

脂ののったサーモンに
酢キャベツの酸味が合う

●材料（2人分）

酢キャベツ……250g
スモークサーモン……40g
オリーブ油……小さじ2
塩、こしょう……各少々

●作り方

1 キャベツにオリーブ油、塩を混ぜる。
2 器に盛り、サーモンをのせてこしょうを振る。

POINT

スモークサーモンはヘルシー

鮭は実は白身魚。ピンク色の正体はアスタキサンチンという健康効果の高い赤い色素。老化を防ぎ、目の疲れや病気予防にも役立つ。さらにビタミンDが群を抜いて豊富で、骨《こつ》粗《そ》鬆《しょう》症《しょう》予防にも効果抜群。酢キャベツと好相性。

カロリー

1人分のカロリーを表示しています。

食物繊維

1人分の食物繊維の量を表示しています。

材料

2人分を基本にし、作りおきや、まとめて作ったほうが作りやすいレシピはそれぞれに目安を記載しています。

作り方

基本の作り方を紹介しています。加熱時間、火加減などは目安です。様子を見ながら調整してください。キャベツの加熱は好みのやわらかさで。

ポイント

組み合わせた材料の健康効果や、キャベツのおいしさを引き出すわけなどを紹介しています。

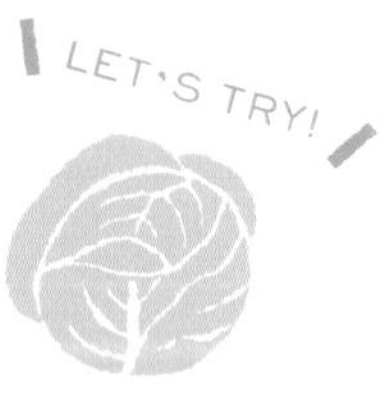

LET'S TRY!

- 1カップは200㎖、大さじ1は15㎖、小さじ1は5㎖です。
- 特に指定のない場合は、砂糖は上白糖、塩は自然の塩、しょうゆは濃口しょうゆ、みそは米みその淡色辛みそ、酢は穀物酢を使っています。みそや酢は好みのものを使用して構いません。
- 火加減は特に記載がない場合、中火で加熱します。
- 電子レンジの加熱時間は600Wを基準にしています。500Wの場合、1.2倍を目安に加熱時間を調整してください。

PART 2

作りおきキャベツで毎日万能レシピ

毎日キャベツ100gを達成するには、調理の手間を省きたいからまとめ調理が正解。作りおきキャベツ6種と多彩なアレンジを紹介します。

HOW TO MAKE PICKLED CABBAGE

基本の酢キャベツ

**酢とキャベツだけで作る最もベーシックな酢キャベツです。
くせがなく、いつでも作れて日持ちもするのが特徴。
最初に試してみましょう。**

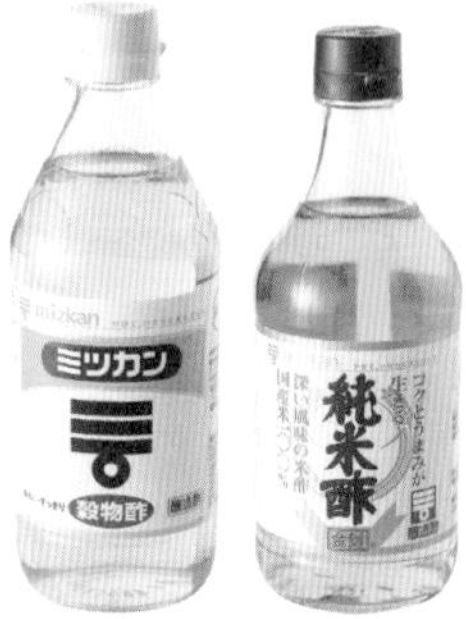

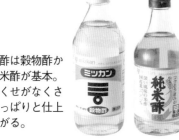

酢は穀物酢か米酢が基本。くせがなくさっぱりと仕上がる。

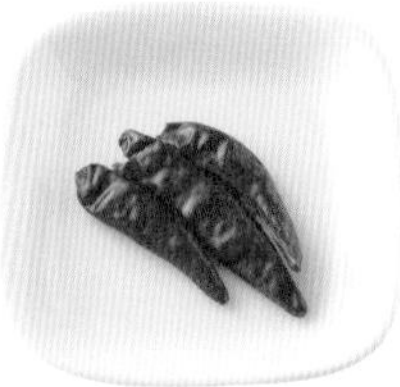

赤とうがらしは辛みはもちろん、傷みにくくする効果も。レシピの量で2～3本入れるといい。

●材料

キャベツ……1/2個(500g)
酢……500mℓ
※ファスナー付き保存袋で作るなら300mℓでできる。
赤とうがらし……2～3本

●作り方

[準備] 保存びんは熱湯をかけるか、煮沸消毒し、乾かしておく。

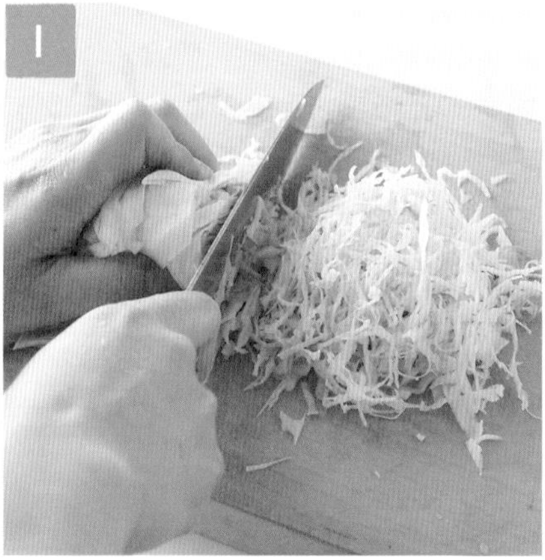

キャベツを切る

キャベツはせん切りにする。切り方は使いみちや好みで変えてもいい。

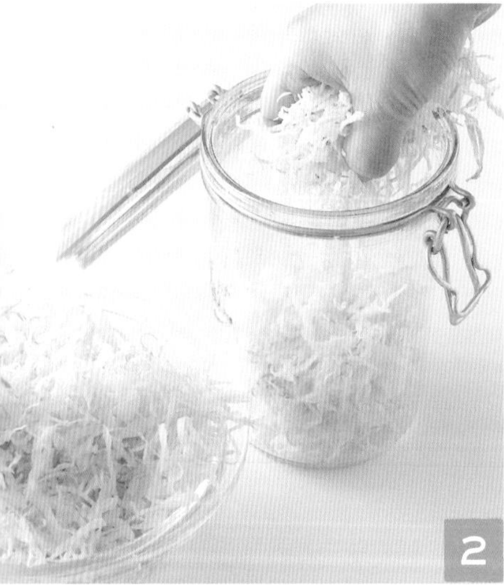

びんに詰める

保存びん（または保存袋）にキャベツととうがらしを軽く押し込んで詰める。せん切りなら容量1ℓのびんで。

酢を注ぐ

3

酢を注ぎ入れ、キャベツがしっかり酢に浸かっていることを確認し、ふたをして冷蔵室で保存する。

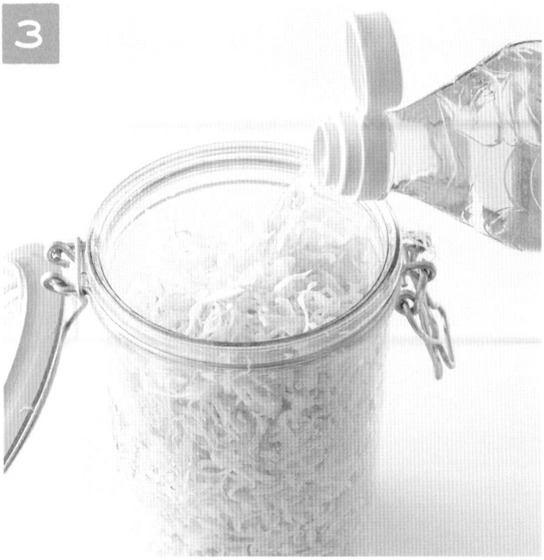

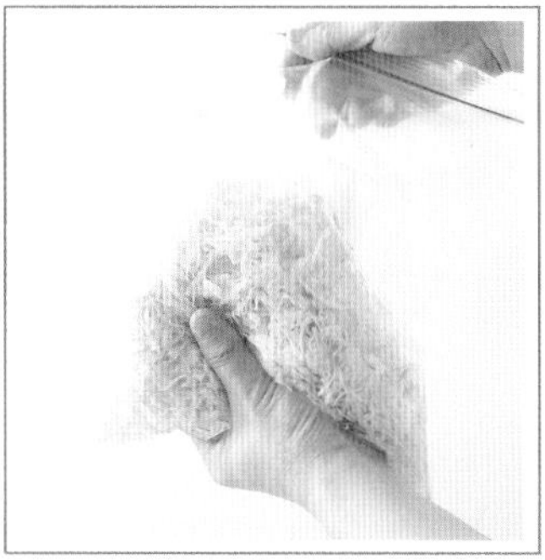

※保存袋の場合、外側から軽くもんでなじませ、袋の空気を抜いてファスナーを閉め、液だれ防止のためにバットなどにのせて保存。

でき上がり

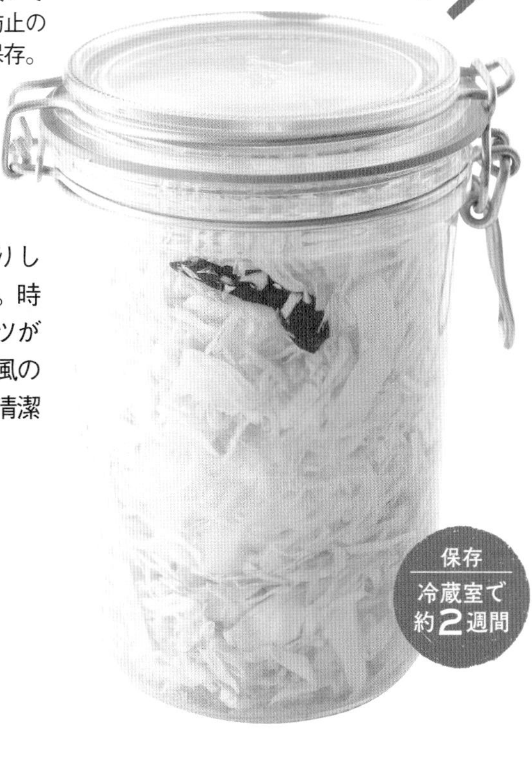

半日〜1日でしんなりしてきたら食べられる。時間が経つほどキャベツがしんなりし、古漬け風の味わいに。使う時は清潔な箸で取り出す。

保存
冷蔵室で約2週間

ARRANGE HOW TO MAKE PICKLED CABBAGE

いろいろ酢キャベツ

シンプルな酢キャベツでも、酢の種類で味わいが変わります。アミノ酸豊富な黒酢、さっぱり味のりんご酢を使って。

黒酢で

一般的な酢の10倍近いアミノ酸を含む黒酢で！

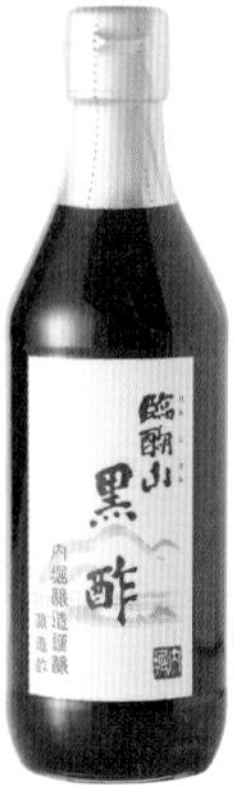

アミノ酸たっぷりでうまみの濃い黒酢で漬けるとコク深い酢キャベツに。

●材料

キャベツ……1/2個（500g）
黒酢……500mℓ（保存袋で作るなら300mℓ）
しょうが……1かけ（薄切り4～5枚）

●作り方

［準備］保存びんは熱湯をかけるか、煮沸消毒し、乾かしておく。

1 キャベツはせん切りにする。切り方は使いみちや好みで変えてもいい。
2 保存びん（または保存袋）に1としょうがを入れ、黒酢を注ぎ、ふたをして半日～1日漬ける。

入れるとおいしい！

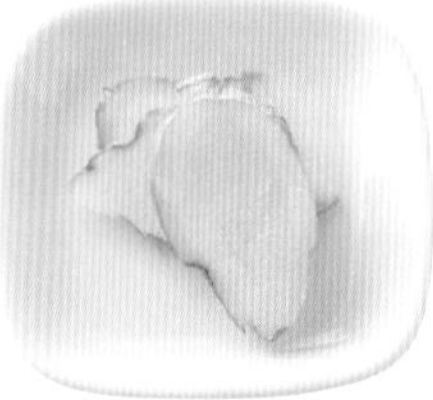

しょうがを入れるとキリッとした辛みが加わっておいしい。しょうがも食べられる。

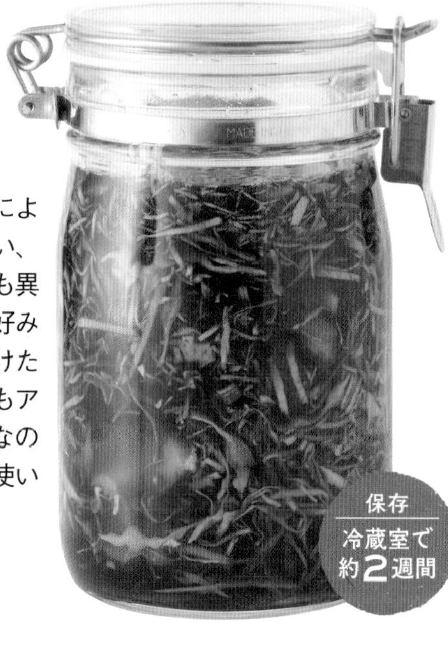

黒酢は製品によって色が違い、香りやコクも異なるので、好みの黒酢で漬けたい。漬け汁もアミノ酸豊富なので、余さず使いきる。

保存
冷蔵室で約2週間

こんな料理にピッタリ！

そのまま酢の物にしても、さしみや練り物と合わせたり、蒸し鶏やチャーシューに添えても。中華風の炒め物、酸辣湯《サンラータン》などの酸っぱいスープに利用しても。

りんご酢で

酢の独特のツンとした香りが少ないりんご酢もおすすめ。

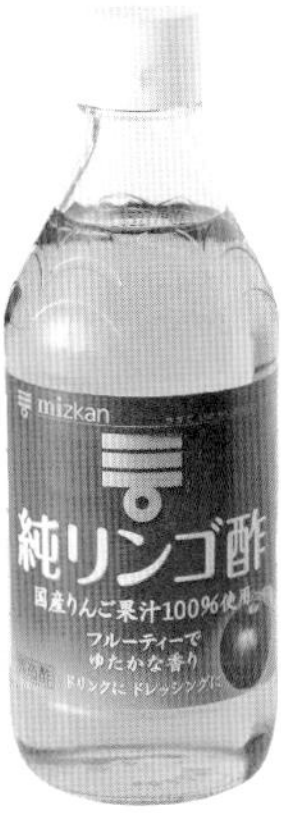

りんご果汁から造られたりんご酢には甘い香りとまろやかなうまみが豊富。

入れるとおいしい！

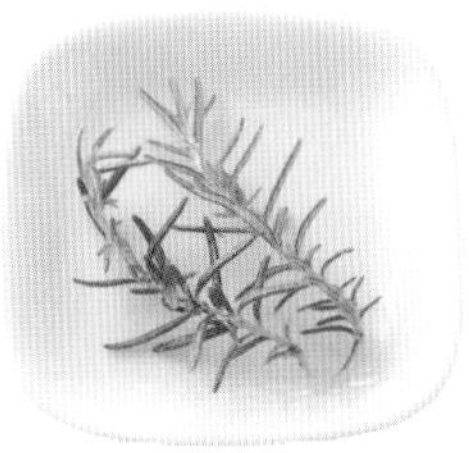

りんご酢キャベツに好相性なのはハーブやスパイス。ローズマリーは香り豊か。

●材料

キャベツ……1/2個（500g）
りんご酢……500mℓ
（保存袋で作るなら300mℓ）
ローズマリー……小１～２本

●作り方

［準備］保存びんは熱湯をかけるか、煮沸消毒し、乾かしておく。

1 キャベツはせん切りにする。切り方は使いみちや好みで変えてもいい。

2 保存びん（または保存袋）に 1 とローズマリーを入れ、りんご酢を注ぎ、ふたをし半日～1日漬ける。

やさしい味わいなので早めに食べてもいい。時間が経つとローズマリーの香りが移り、ザワークラウト風に。

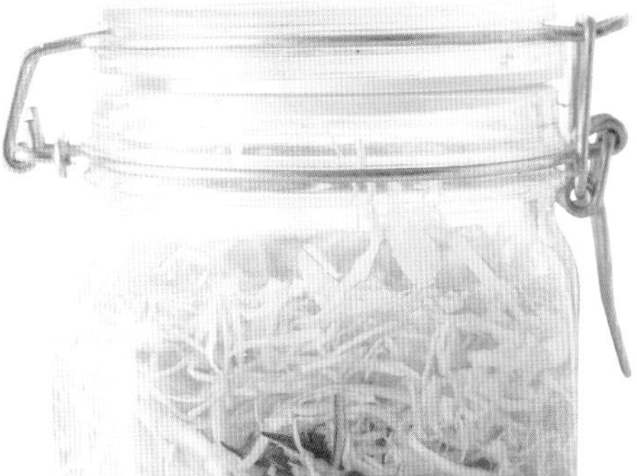

保存
冷蔵室で約**2**週間

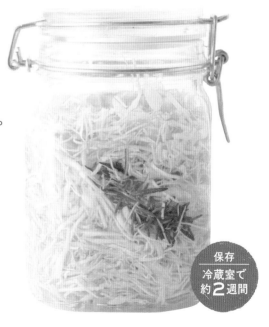

こんな料理にピッタリ！

まろやかなのでそのままサラダやマリネに利用するのがおすすめ。コールスローや、肉料理の添え物にも最適。マヨネーズやオリーブ油と合う。

ARRANGE

HOW TO MAKE PICKLED CABBAGE

合わせ酢で酢キャベツ

酢キャベツが体にいいのはわかっているけれど、
ツンとくる酸味が苦手という人でもおいしく食べられます。

甘酢で

酢の刺激をやわらげ、うまみも足した甘酢で漬ける。

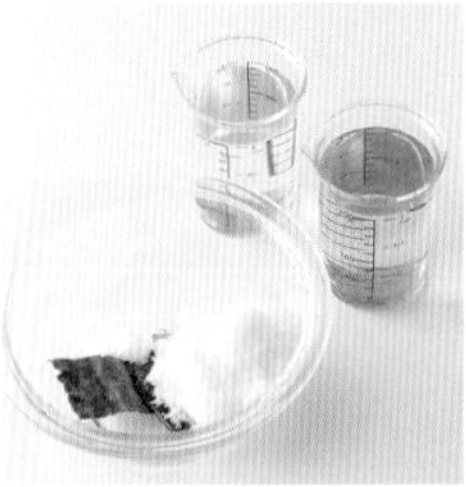

材料はあらかじめ合わせてよく溶かし、なじませる。

●材料

キャベツ……1/2個（500g）
酢、水……各１カップ
昆布……３×５㎝
砂糖……大さじ５～６
塩……小さじ1/2
好みで赤とうがらし……１本

●作り方

［準備］保存びんは熱湯をかけるか、煮沸消毒し、乾かしておく。

1 キャベツはせん切りにする。切り方は使いみちや好みで変えてもいい。

2 ボウルに砂糖、塩、とうがらし、昆布を入れ、水と酢を注いで溶けるまでよく混ぜて甘酢を作る。

3 保存びん（または保存袋）に1を入れ、2を注ぎ、ふたをして半日～１日漬ける。

入れるとおいしい！

昆布はうまみのもと。とうがらしの辛みでキャベツが引き立ち、腐敗防止にも。

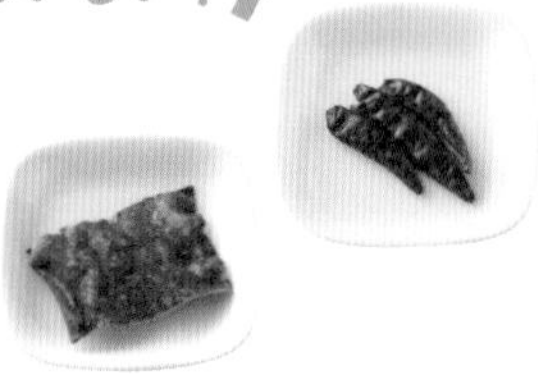

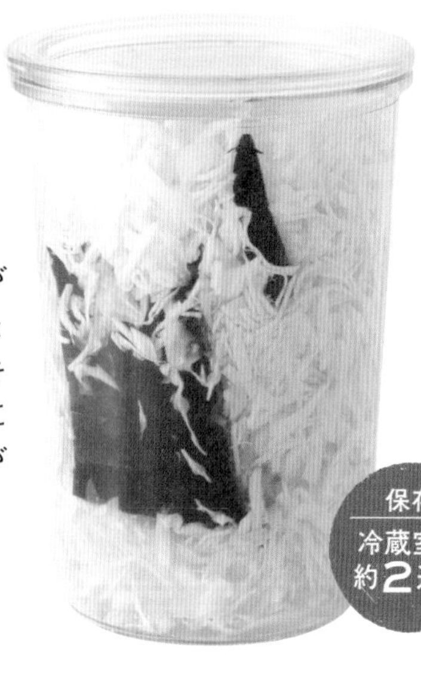

保存
冷蔵室で約2週間

昆布のうまみがまろやかでちょっと和風の酢キャベツ。和食にもよく合うのが特徴です。

こんな料理にピッタリ！

酢の物やみそ汁、鍋物などに漬け酢ごと活用するといい。昆布もやわらかくなったらそのまま酢昆布として食べられる。

マリネ酢で

**バランスよく調味した酢に、
オイルも加えた
まろやか酢キャベツ。**

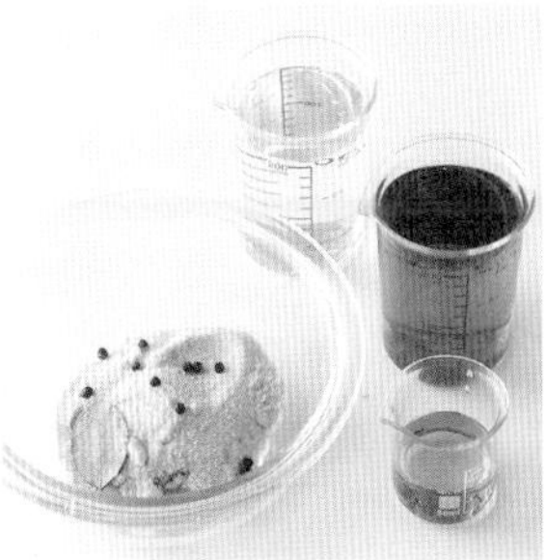

材料はあらかじめ合わせてよく溶かし、なじませる。

入れるとおいしい！

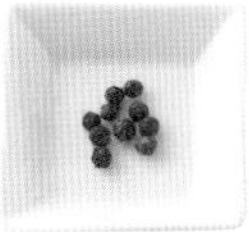

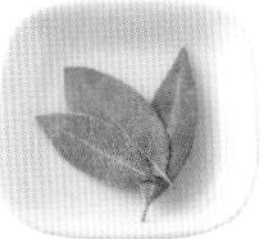

ローリエや粒こしょうを加えると風味がいい。ローズマリーやバジルなどを加えても。

●材料

キャベツ……1/2個（500g）
ワインビネガー、水……各1カップ
きび糖（または上白糖）……大さじ5
塩……小さじ1/2
オリーブ油……大さじ2
ローリエ……1枚
粒こしょう……5〜6粒

●作り方

［準備］保存びんは熱湯をかけるか、煮沸消毒し、乾かしておく。

1 キャベツは1㎝四方程度に切る。切り方は使いみちや好みで変えてもいい。

2 ボウルにきび糖、塩、ローリエ、粒こしょうを入れ、水とワインビネガー、オリーブ油を注いで溶けるまでよく混ぜ、マリネ酢を作る。

3 保存びん（または保存袋）に1を入れ、2を注ぎ、ふたをして半日〜1日漬ける。

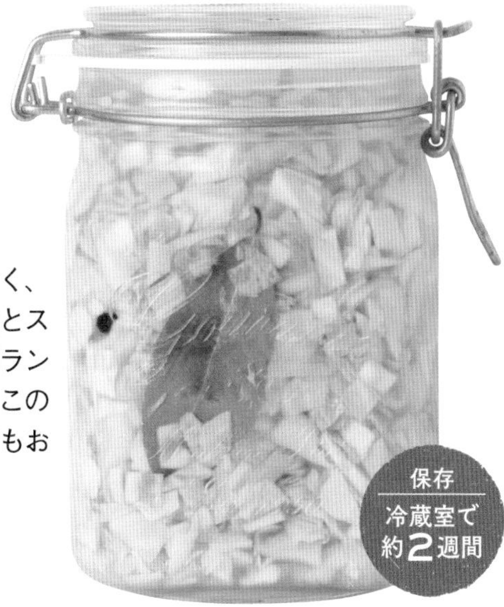

ほんのり甘く、オリーブ油とスパイスのバランスがいい。このまま単品でもおいしい。

保存
冷蔵室で約2週間

こんな料理にピッタリ！

ソーセージやベーコン、グリルした肉などに添えるといい。漬け酢ごとバットに広げ、から揚げなどを揚がった順に入れるとマリネ漬けに。

ARRANGE

HOW TO MAKE PICKLED CABBAGE

紫キャベツの酢キャベツ

きれいな赤紫色が食卓を華やかに彩る紫キャベツの酢キャベツ。すっきりとして香り高いワインビネガーで作ります。

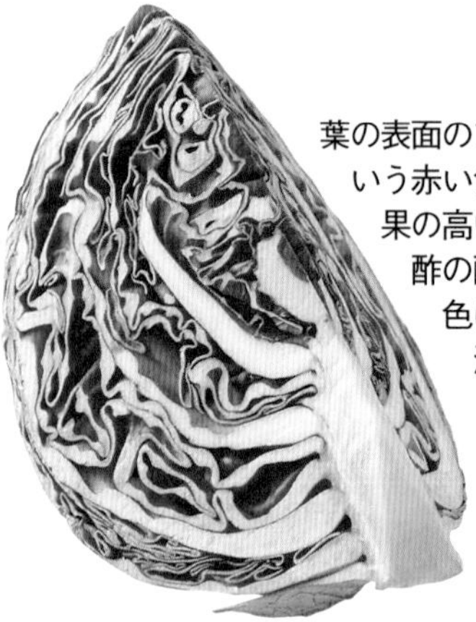

葉の表面のアントシアニンという赤い色素は、抗酸化効果の高いポリフェノール。酢の酸で鮮やかな赤紫色に変わる。色素が溶け出して芯までピンク色に。

●材料

紫キャベツ……1/2個（500g）
白ワインビネガー……500mℓ
（保存袋で作るなら300mℓ）
ローリエ……２～３枚

●作り方

［準備］保存びんは熱湯をかけるか煮沸消毒し、乾かしておく。

入れるとおいしい！

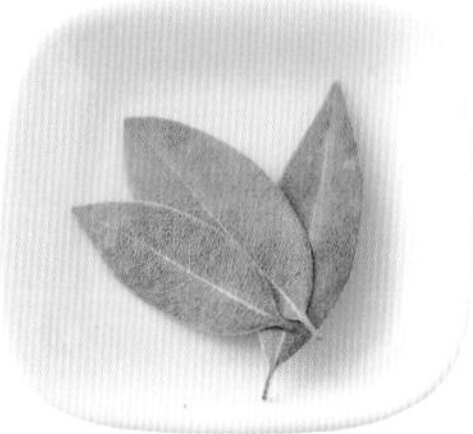

ローリエで香りをプラス。

1

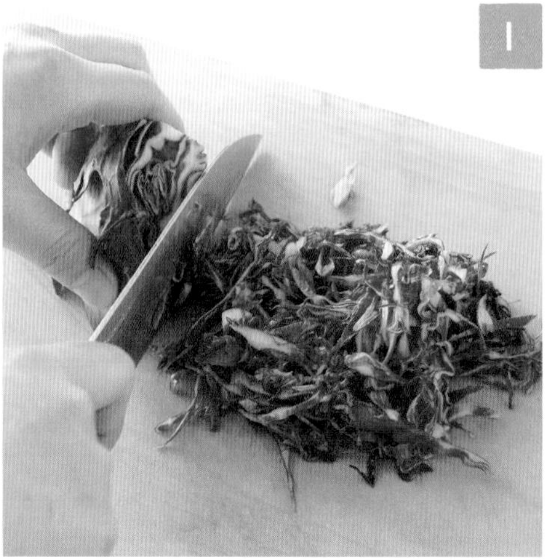

キャベツを切る

紫キャベツはせん切りにする。切り方は使いみちや好みで変えてもいい。

2 びんに入れる

保存びん（または保存袋）に１とローリエを入れ、ワインビネガーを注ぐ。ふたをして半日～１日漬ける。

3

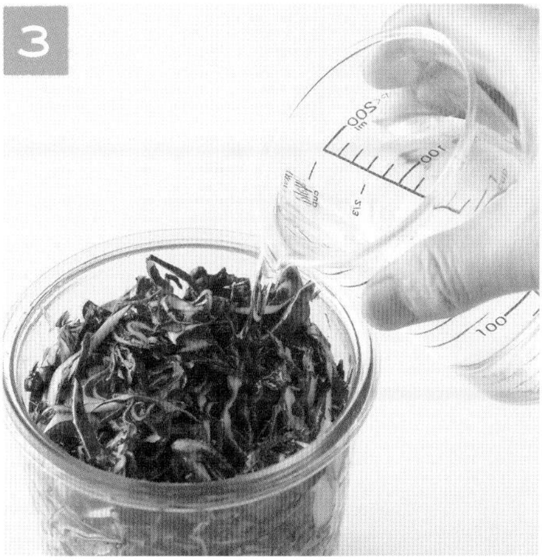

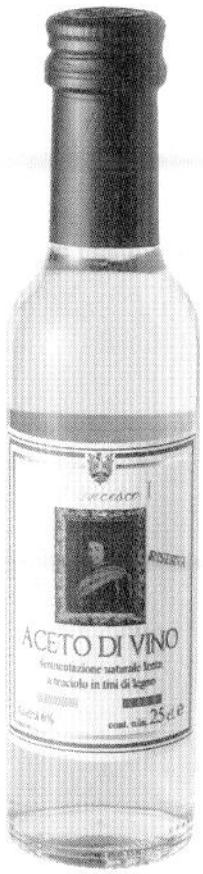

白ワインビネガーは白ワインを発酵させて造る。すっきりとさわやかな味と香りが特徴なので、洋風のレシピにおすすめ。

酢を注ぐ

酸性の酢を加えると紫キャベツの色素が鮮やかな赤紫色に変わるのが魅力。酢の種類はなんでもＯＫ。

でき上がり

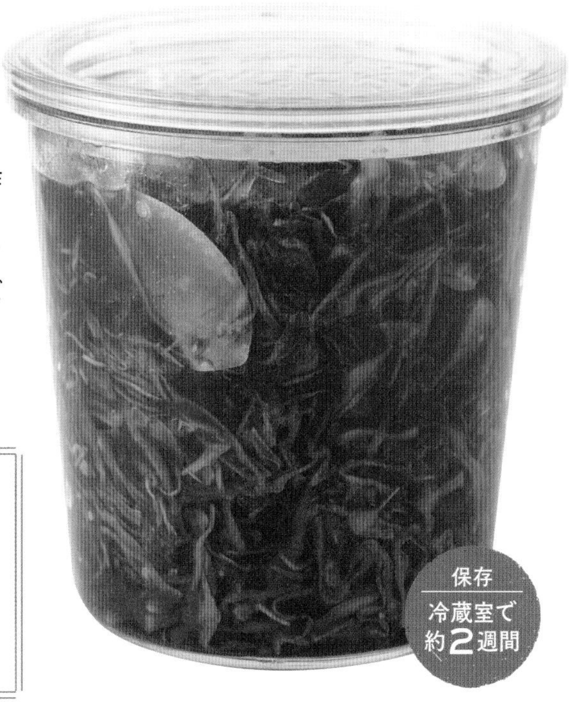

色が鮮やかになり、酢もピンクに染まったらでき上がり。キャベツが酢に浸かっていれば色は変わらない。

保存
冷蔵室で約2週間

こんな料理にピッタリ！

彩りを生かしてサラダやオードブルに。カレーにも好相性。ご飯を少なめにし、たっぷり添えるとヘルシー。フライドチキンや肉料理にもよく合う。

HOW TO MAKE SALTED CABBAGE

基本の塩もみキャベツ

キャベツをザクザク切って塩を振ってもむだけでしんなりする。かさが減ってたっぷり食べられるだけでなく、アレンジも自在。

●材料

キャベツ……1/2個（500g）
塩……小さじ1

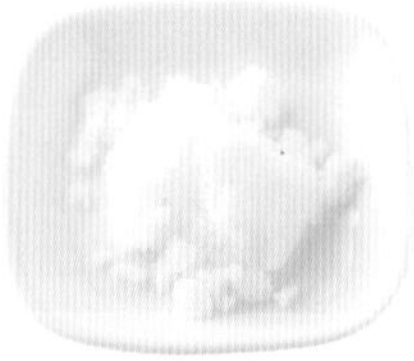

塩はミネラル豊富でうまみのある自然なものを。

●作り方

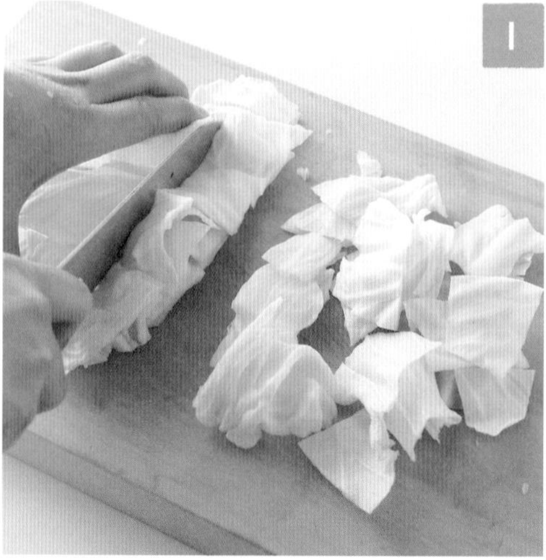

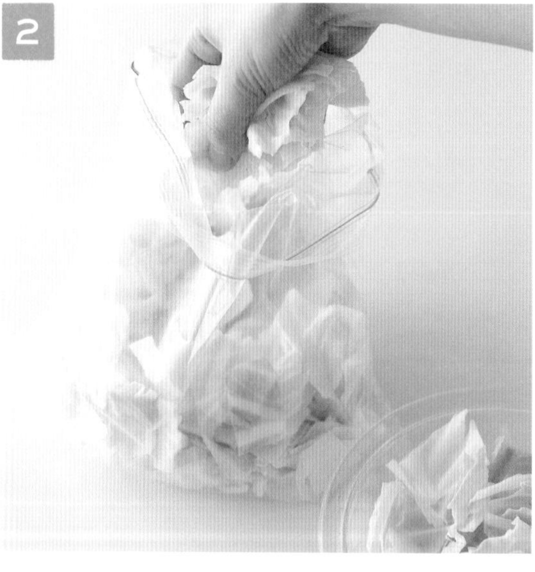

1 キャベツを切る

キャベツはひと口大にざく切りにする。大きさや切り方は好みで。

2 保存袋に入れる

1を保存袋に入れる。途中で袋をゆすり、スペースを作りながら詰めるといい。

3 塩を振り入れる

塩は全体になじみやすいように振り入れる。

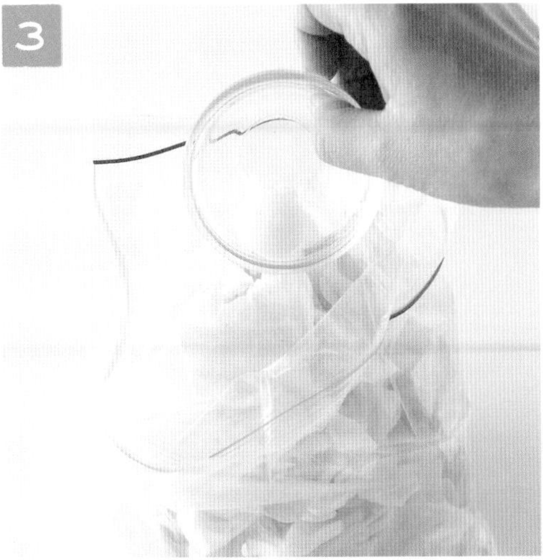

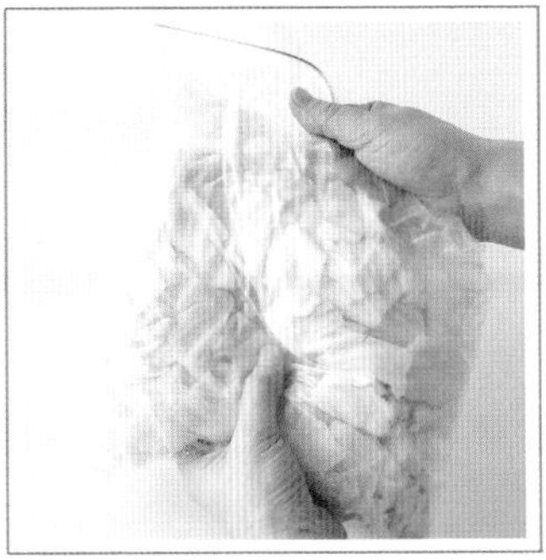

※ファスナーを閉じ、袋の外からもむようにして、全体に塩を行き渡らせる。中の空気を抜き、ぴっちりとファスナーを閉め直す。

でき上がり

しんなりしたらでき上がり。保存袋をバットに入れ、ペットボトルの重しをのせると早く水が上がってくる。そのまま2～3日おくと発酵して酸味が出て、乳酸発酵キャベツに。

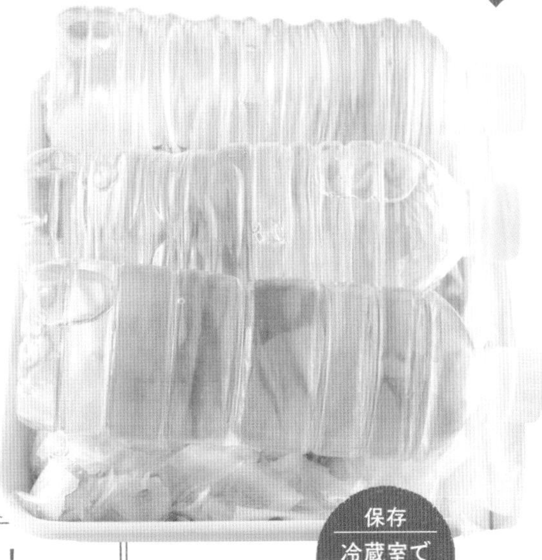

保存
冷蔵室で約1週間

こんな料理にピッタリ！

塩昆布や削り節、じゃこ、のり、ザーサイ、粉チーズなどとあえるとおいしい。回鍋肉《ホイコーロー》や肉野菜炒めなどが早く作れるのも魅力。p98のシーズニングミックスであえてもいい。

HOW TO MAKE FERMENTED CABBAGE

おすすめ乳酸発酵キャベツ

**キャベツを塩水につけて、常在菌で静かに発酵させる漬け物。
発酵が生む自然な酸味と甘みがおいしく、日持ちするのもうれしい。**

塩はミネラル豊富でうまみのある自然なものを。

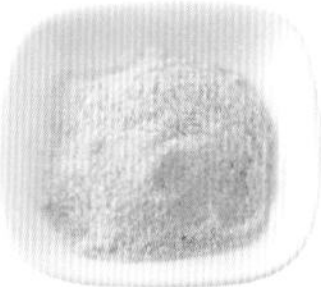

糖分は発酵を助ける。ミネラルや香りが残っているきび糖がおすすめ。

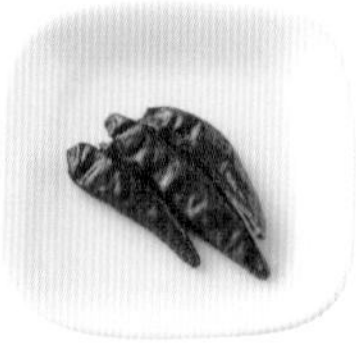

赤とうがらしはカビや腐敗を防ぐので、入れたい。

●材料

キャベツ……1/2個(500g)
塩……大さじ１と1/2
きび糖(なければ上白糖)……大さじ1/2
赤とうがらし……２本
水……1.5ℓ
※好みでローリエ、粒こしょうなどの香辛料を加えれば風味も加わり、腐敗防止に。

●作り方

[準備] 保存びんは煮沸消毒し、乾かす。

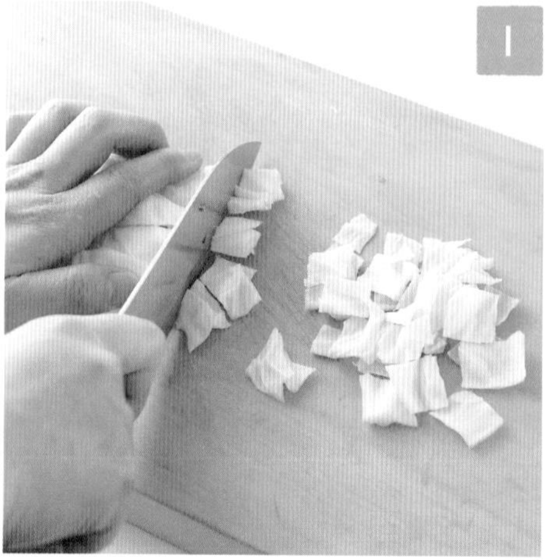

キャベツを切る

キャベツは１～２㎝四方に切る。切り方は好みでいい。

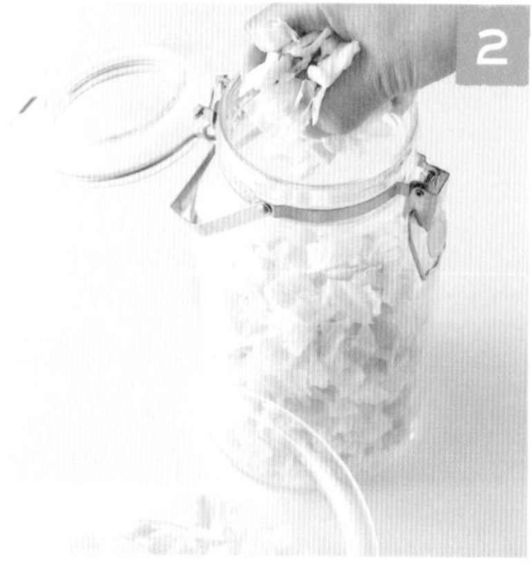

びんに入れる

キャベツを保存びんにギュッと押し込んで詰める。

3

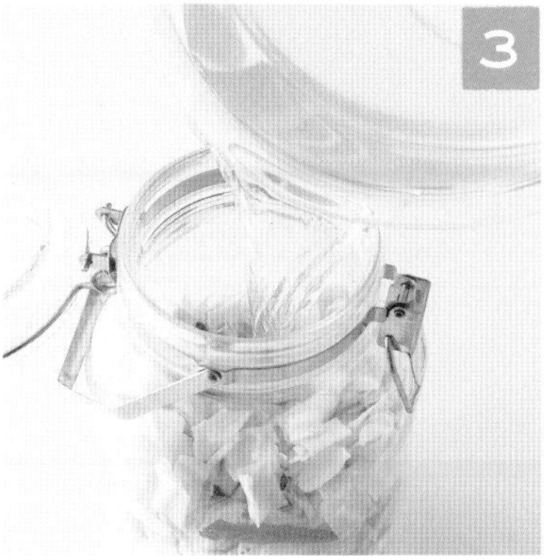

発酵調味液を注ぐ

ボウルに塩、きび糖、とうがらしを入れて水を注ぎ、発酵調味液を作って2のびんに注ぐ。

4

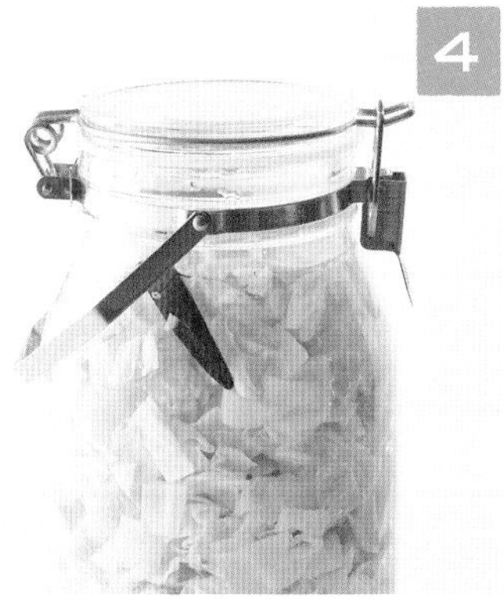

常温に3～4日おく

密閉してびんを振り、常温におく。毎日びんを振り、3～4日間おく。水が白濁し、ふつふつと小さな泡が出てきたら成功。

注意

清潔な保存びんを使い、毎日振って様子を見ることが大切。小さな泡が立ち、液が少し濁ってくれば成功。色が変わったり、異臭がしたり、白いものが浮いてきたら腐敗している可能性も。

でき上がり

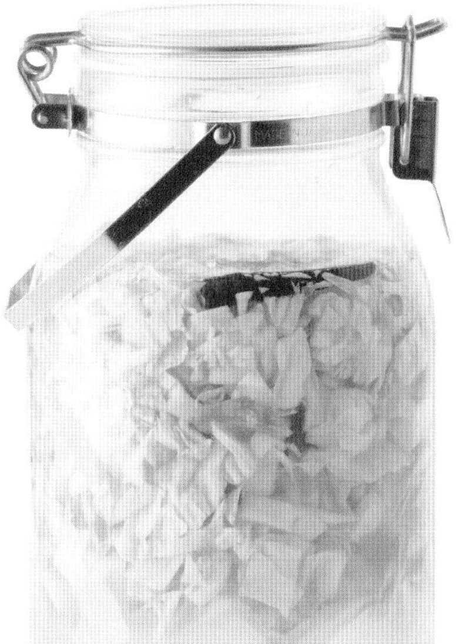

キャベツに調味液がしみ込み、酸味が出てきたら食べ頃。毎日様子を見る。時々ふたを開けてガスを抜くといい。発酵してきたら冷蔵室へ。

保存
冷蔵室で約1カ月

こんな料理にピッタリ！

ハムやソーセージに添えてザワークラウトのように活用。ポトフやスープなどの煮込み料理にもよく合う。キムチの素や豆板醤《トウバンジャン》であえれば即席キムチ風に。

＼体にいい食材をのせるだけ！／

オン・ザ・酢キャベツ

酢キャベツさえ作っておけば、冷蔵庫にあるものをのせるだけで、
ヘルシーでしかもおいしい一品が誕生。

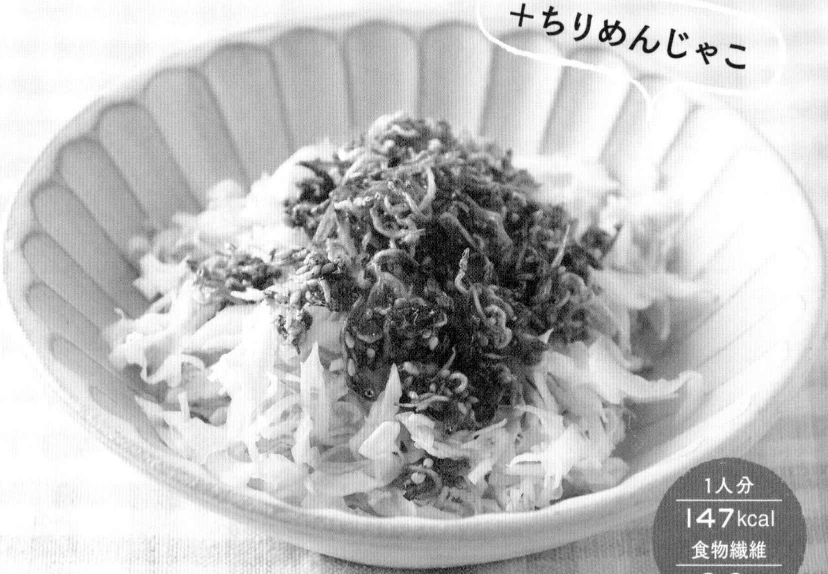

＋ちりめんじゃこ

1人分
147kcal
食物繊維
2.9g

甘辛じゃこキャベツ

カルシウムが豊富なじゃこが
甘辛くていい調味料に

●材料（2人分）

酢キャベツ……250g
ちりめんじゃこ……12g
しょうゆ……小さじ1/2
いり白ごま……小さじ1
ごま油……小さじ1
みりん……大さじ1

●作り方

1 フライパンにごま油を熱し、じゃこを炒める。みりん、しょうゆを加えてからめたら、ごまを混ぜる。

2 器にキャベツを盛り、1をのせる。

POINT

じゃこの力

じゃこはカルシウムが豊富でうまみも凝縮されているので好相性。そのままのせてしょうゆをかけてもいい。ここで紹介した甘辛じゃこは、野菜や豆腐にトッピングしても。

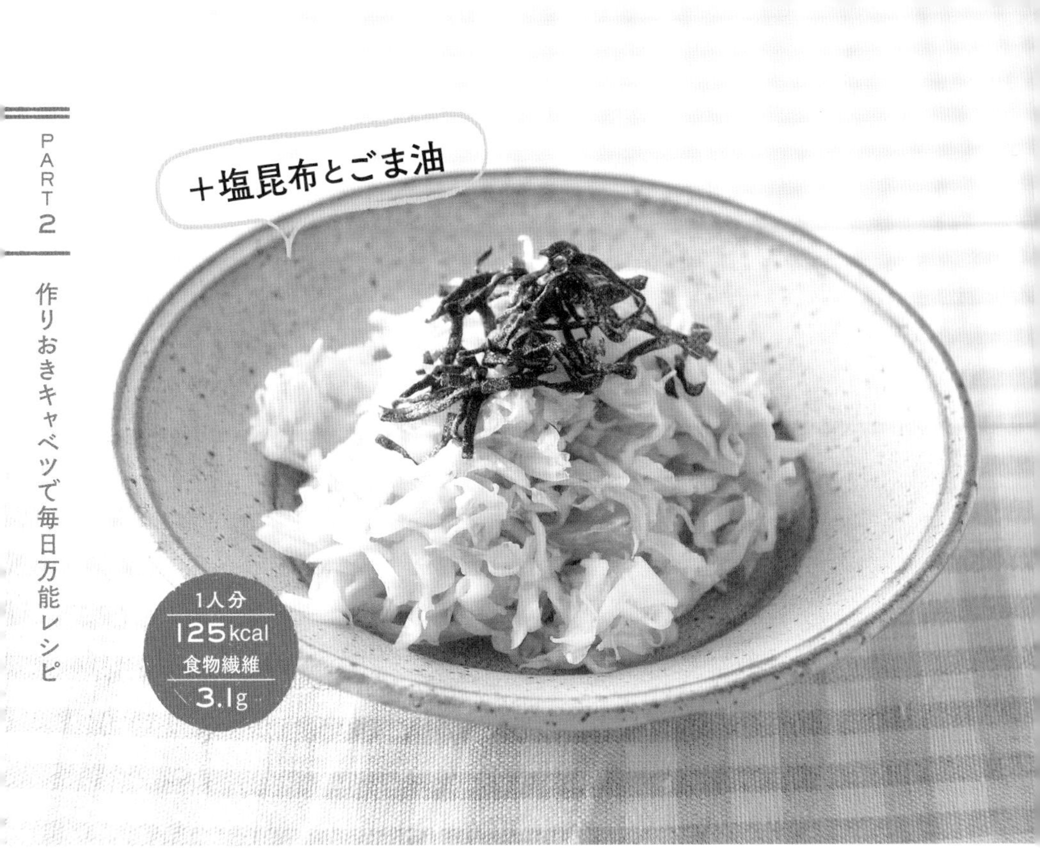

塩昆酢キャベツ

**塩昆布とキャベツは好相性！
酢キャベツの水分でなじみやすい**

●材料（2人分）

酢キャベツ……250g
塩昆布……6g
ごま油……小さじ2

●作り方

キャベツにごま油をからめて器に盛り、塩昆布をのせる。よく混ぜて食べる。

POINT

塩昆布が好相性

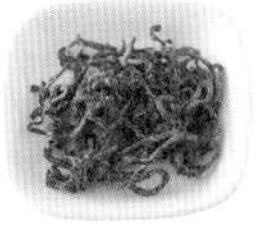

塩分にうまみが加わった塩昆布はキャベツと相性最高の食材。あえ物、浅漬け、サラダに大活躍。昆布には水溶性食物繊維も含まれ、ヨードも摂れる。保存性も高いので便利。

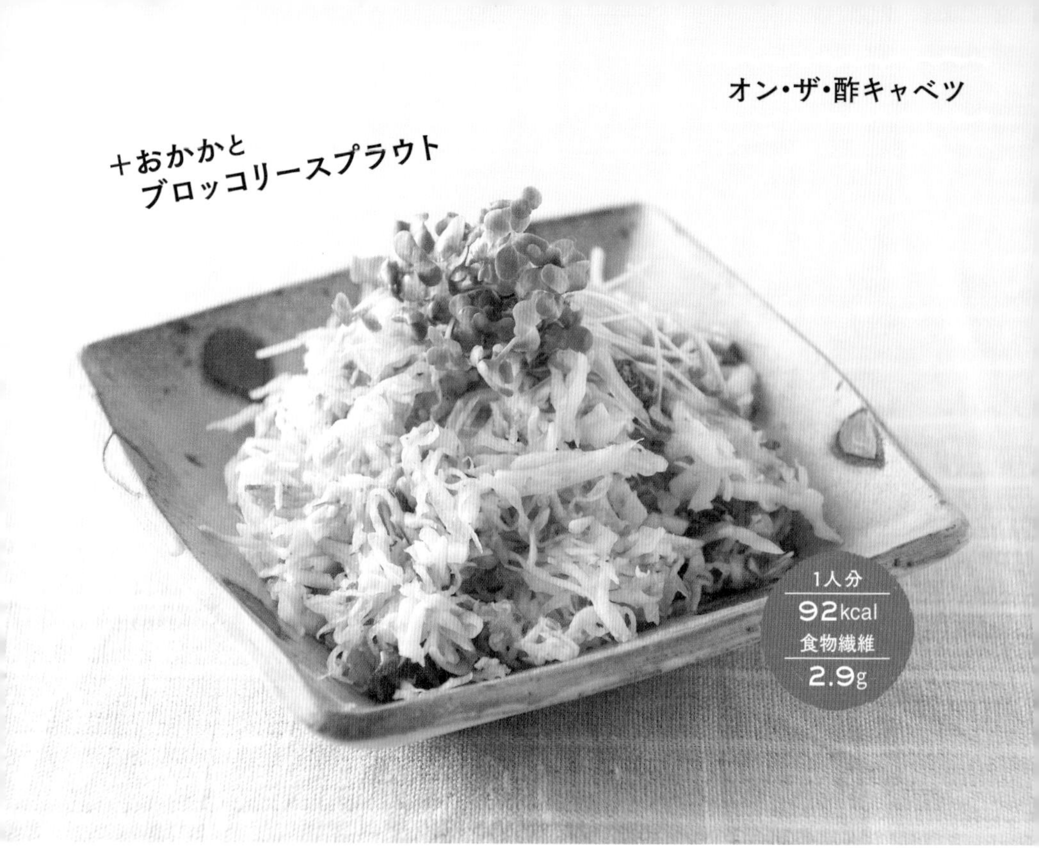

＋おかかと
ブロッコリースプラウト
1人分
92kcal
食物繊維
2.9g

おかか酢キャベツ

削り節のアミノ酸と
スプラウトの栄養をオン

●材料（2人分）

酢キャベツ……250g
削り節……３g
しょうゆ……少々
ブロッコリースプラウト……20g

●作り方

キャベツに削り節としょうゆを加えてよく混ぜる。器に盛って根元を切ったスプラウトをのせる。

POINT

**ブロッコリー
スプラウトはすごい！**

芽野菜には成長エネルギーがいっぱい。ブロッコリースプラウトには免疫力アップ、抗酸化効果のあるスルフォラファンがたっぷり含まれている。スプラウトにはほかにも、かいわれ大根、レッドキャベツスプラウト、そばスプラウト、マスタードスプラウトなど多種多様。健康効果の高い野菜として人気！

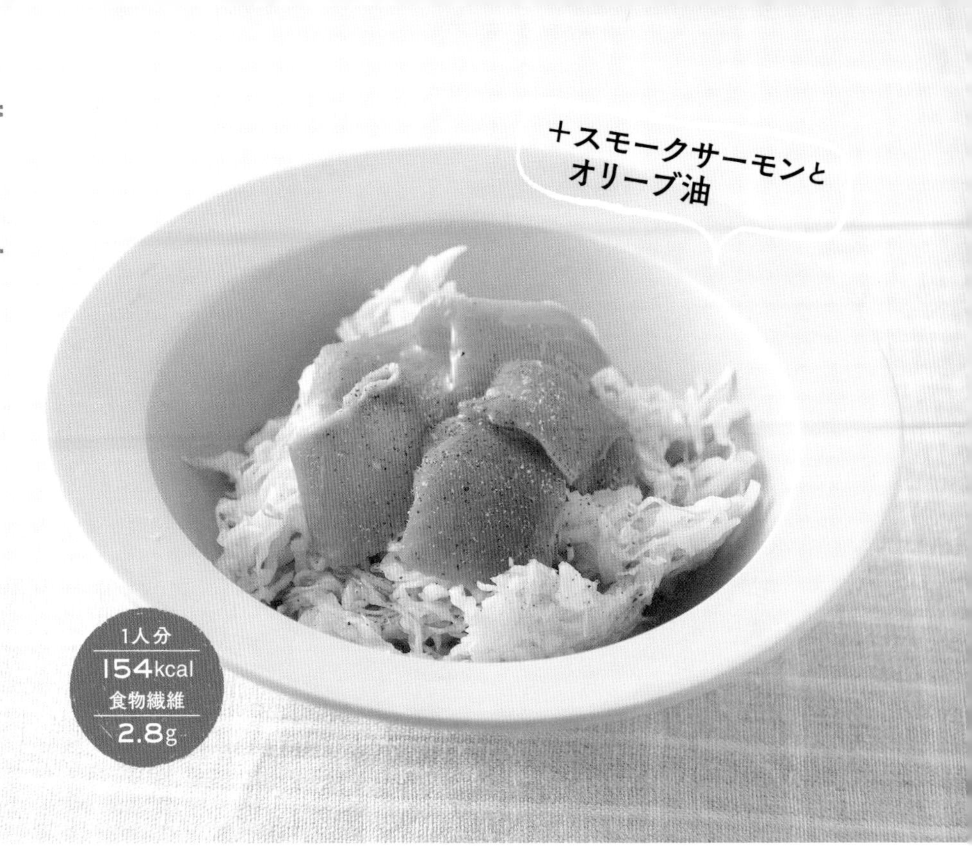
+スモークサーモンと
オリーブ油
1人分
154kcal
食物繊維
2.8g

サーモン酢キャベツ

脂ののったサーモンに
酢キャベツの酸味が合う

●材料（2人分）

酢キャベツ……250g
スモークサーモン……40g
オリーブ油……小さじ2
塩、こしょう……各少々

●作り方

1 キャベツにオリーブ油、塩を混ぜる。
2 器に盛り、サーモンをのせてこしょうを振る。

POINT

スモークサーモンはヘルシー

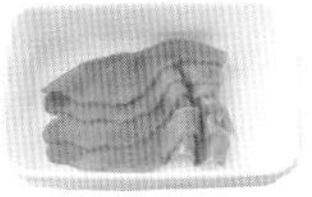

鮭は実は白身魚。ピンク色の正体はアスタキサンチンという健康効果の高い赤い色素。老化を防ぎ、目の疲れや病気予防にも役立つ。さらにビタミンDが群を抜いて豊富で、骨《こつ》粗《そ》鬆症《しょうしょう》予防にも効果抜群。酢キャベツと好相性。

酢キャベツなら簡単

とびきりコールスロー

しっとり食べやすいからキャベツがたっぷり摂れるコールスロー。
酢キャベツが作ってあれば簡単です。

基本のコールスロー

しんなりマヨ味のコールスローは
キャベツの定番人気サラダ

●材料（2人分）

酢キャベツ……250g
コーン……50g
にんじん……30g
A　砂糖……大さじ1/2
　　マヨネーズ……大さじ4
塩、こしょう……各少々

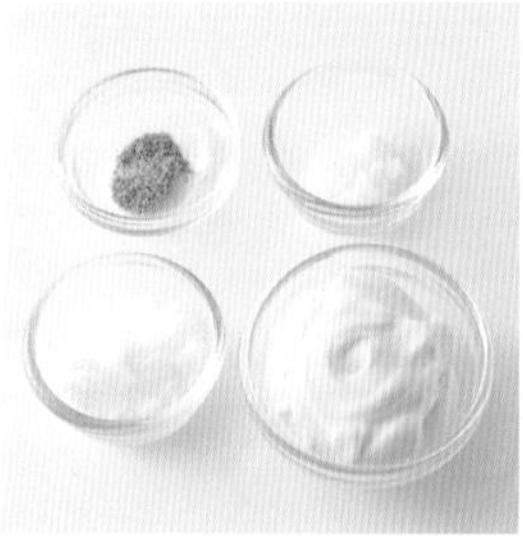

●作り方

1 にんじんはせん切りにする。
2 ボウルに汁気をきったキャベツとコーン、1を入れて合わせる。Aを加えて混ぜ、塩、こしょうで味をととのえる。

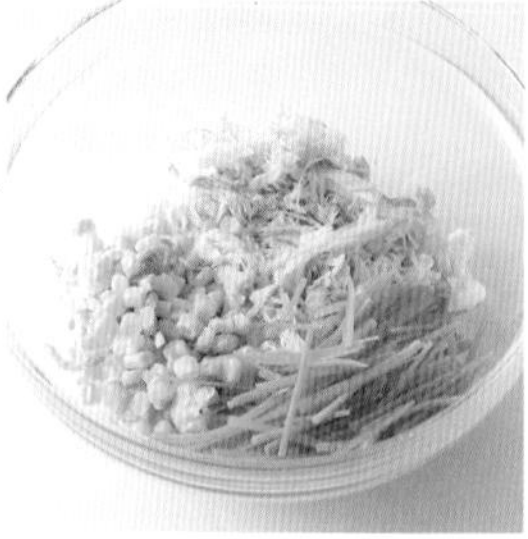

あらかじめボウルで野菜類を混ぜておくと作りやすい。

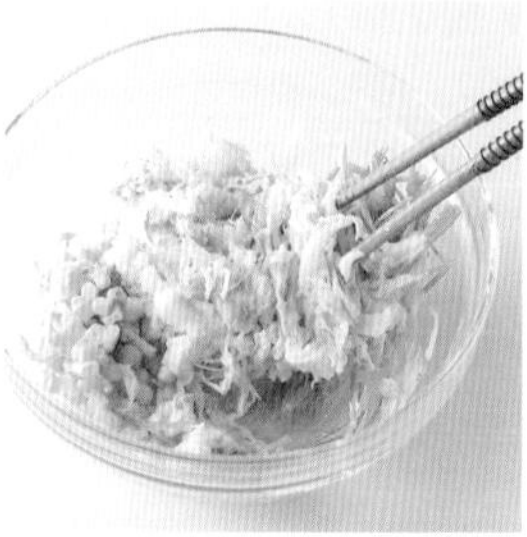

調味料を加えたら、全体をなじませる。

POINT

コールスローのこんな食べ方

コールスローはサラダとして食べるだけでなく、サンドイッチにするのもおすすめ。その場合はパンが水分を吸わないように、バターを塗り、酢キャベツの漬け汁をきるといい。肉料理のパートナーにもぴったり。

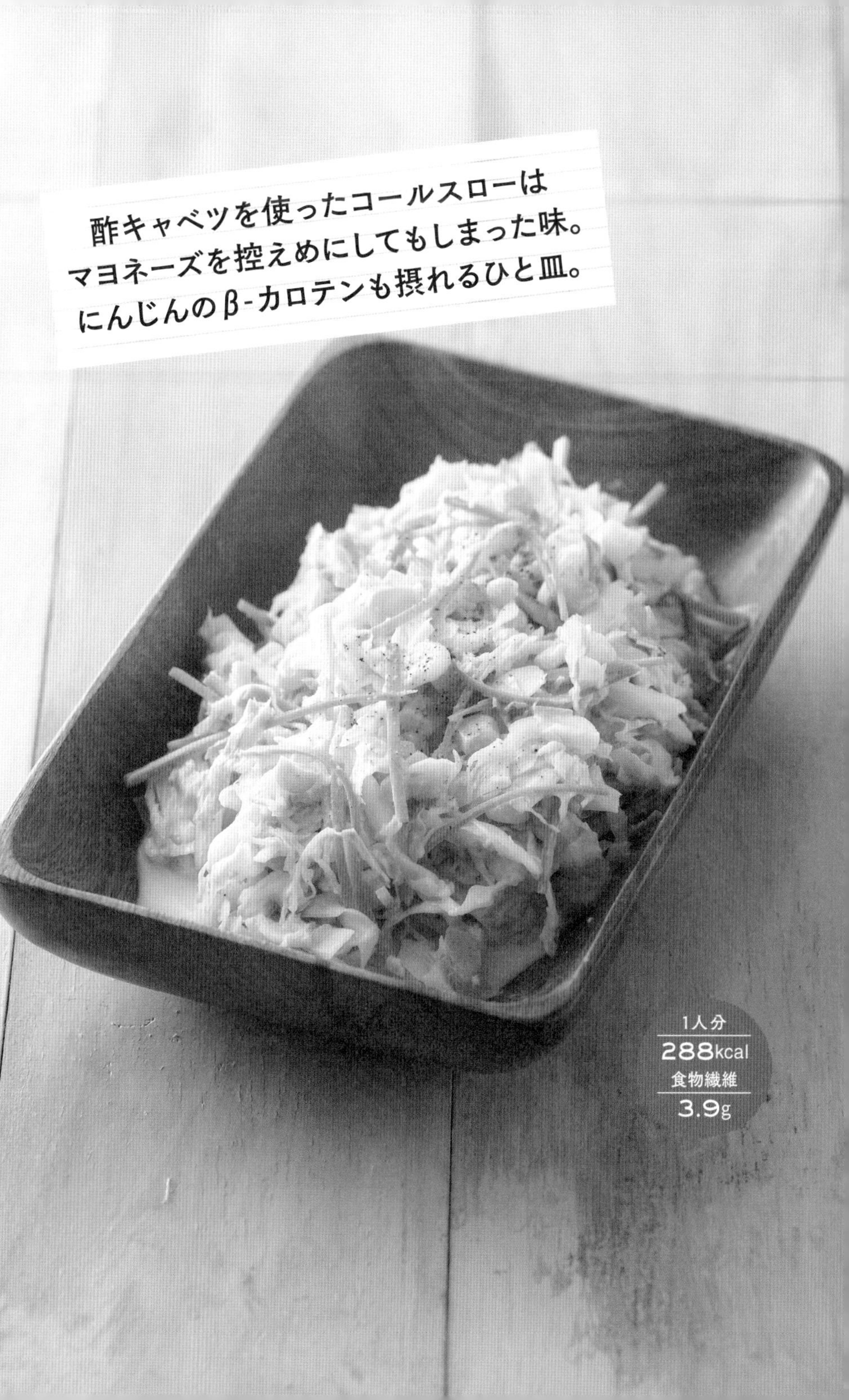

酢キャベツを使ったコールスローは
マヨネーズを控えめにしてもしまった味。
にんじんのβ-カロテンも摂れるひと皿。

1人分
288kcal
食物繊維
3.9g

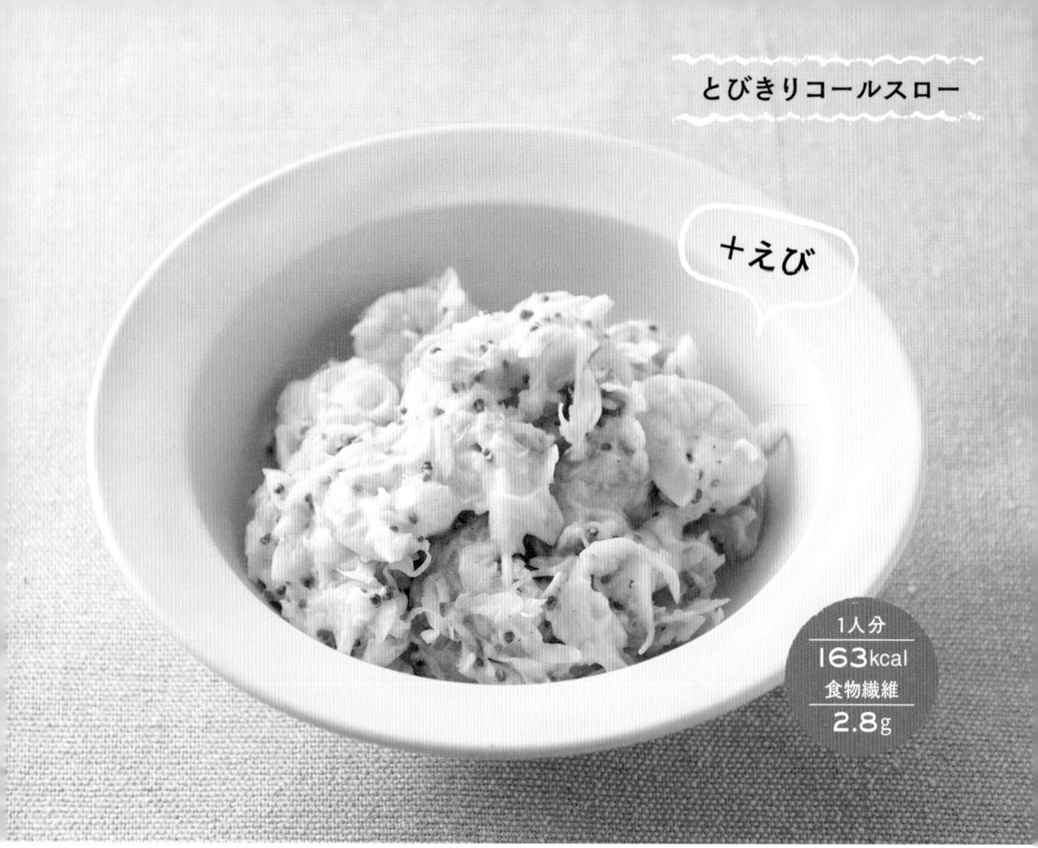
とびきりコールスロー
+えび
1人分
163kcal
食物繊維
2.8g

えびヨーグルトコールスロー

プリプリのえびを足すだけで
ちょっとおしゃれなサラダに

●材料（2人分）

酢キャベツ……250g
むきえび……80g
A　プレーンヨーグルト
　　……大さじ5
　粒マスタード……大さじ1
　塩……小さじ1/4
　おろしにんにく……少々
　こしょう……少々

●作り方

えびはゆでて水気をきり、キャベツと合わせて、よく混ぜたAであえる。

POINT

えびの栄養

良質な動物性のたんぱく源で、カルシウムやカリウム、鉄、亜鉛などのミネラルも豊富。ビタミンEやタウリンも多いので、疲れ防止にも役立ちそう。

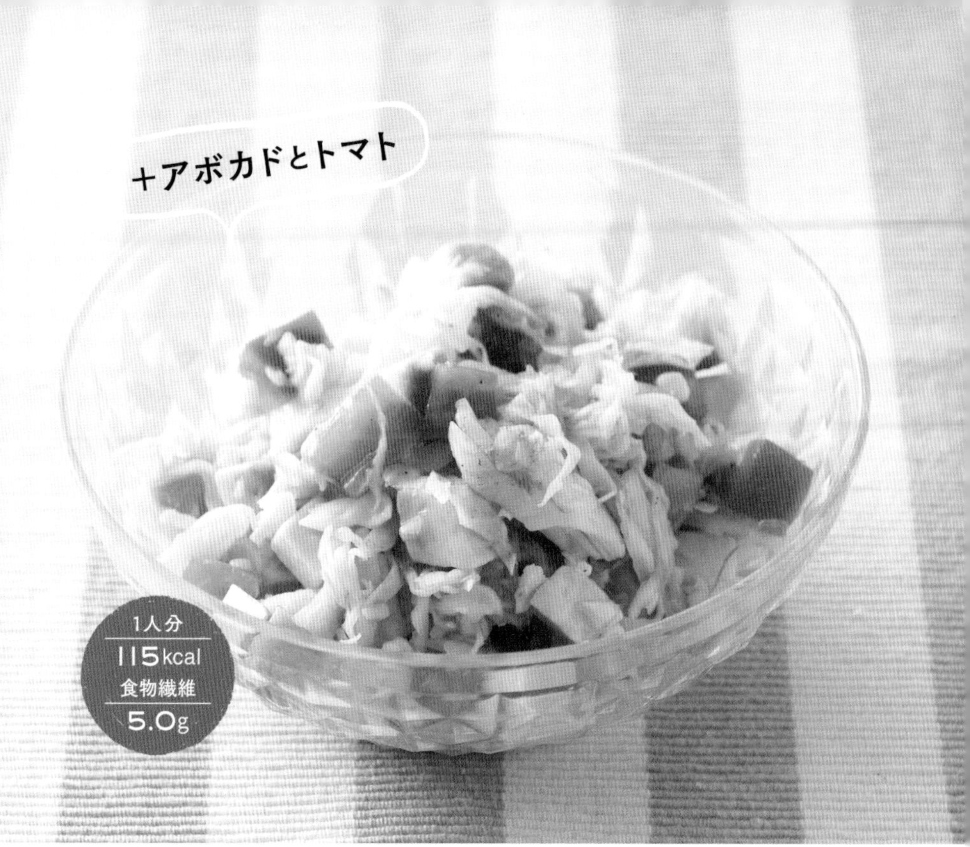

+アボカドとトマト
1人分
115kcal
食物繊維
5.0g

メキシカンコールスロー

トマトとアボカドの色合いがいい！
リコピンやビタミンEも摂れる

●材料（2人分）

塩もみキャベツ……250g
アボカド……1/2個
トマト……1/2個
A
- レモン汁……大さじ1/2
- おろしにんにく、塩、こしょう……各少々
- タバスコ（あれば）……3～4振り

●作り方

1 アボカドとトマトは1cm角に切る。
2 キャベツに1を混ぜ、Aを加えてあえる。

POINT

アボカドは優等生！

森のバターといわれるアボカドは、カルシウムやカリウムのほかミネラルも豊富。代謝を助けるビタミンB群も多い。1日に摂りたい葉酸の半分近くがアボカド1個で摂れる。

パッカンと開けるだけで魚が摂れる

作りおきキャベツ＋魚缶

手がかからずに魚の栄養を余さず摂れる魚の缶詰が大人気。
人気のさば缶はもちろん、魚缶はキャベツと好相性！

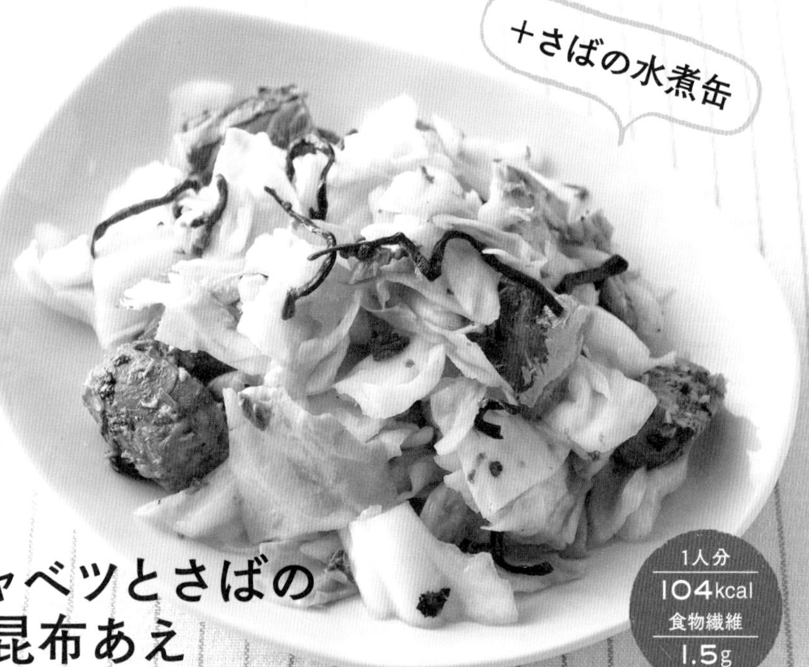

キャベツとさばの塩昆布あえ

1人分
104kcal
食物繊維
1.5g

キャベツといえば塩昆布！
さば缶とあえるだけで満点の一品

● 材料（2人分）

塩もみキャベツ……125g
さばの水煮缶……1缶（固形分90g）
塩昆布……3g

● 作り方

さばの水煮は缶汁をきってほぐす。キャベツに加え、塩昆布も加えて混ぜる。

POINT

さば水煮缶が人気沸騰

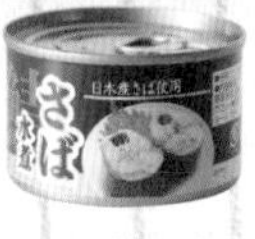

ここ数年で栄養効果とアレンジのしやすさで人気沸騰のさば缶。ストックしておけば、いつでも青背魚の栄養が摂れる。生臭さゼロなのに生と同等以上に栄養豊富。あえ物だけでなく、炒めたり、汁物やカレーにも大活躍。

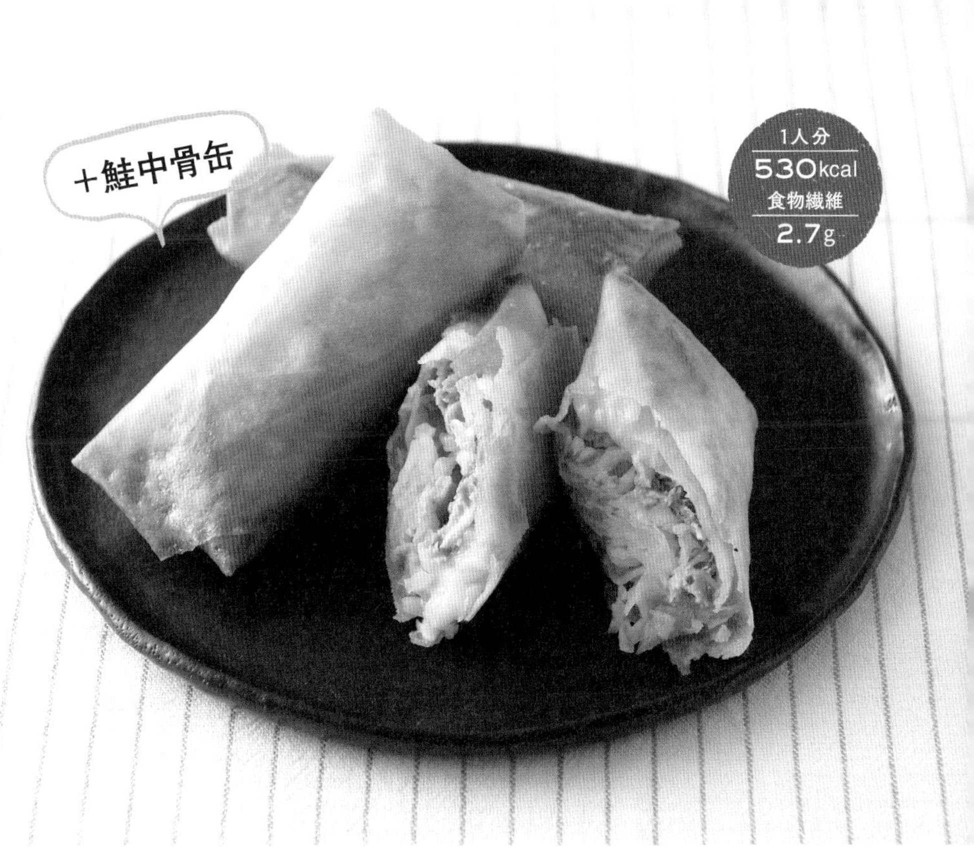
＋鮭中骨缶
1人分
530kcal
食物繊維
2.7g

鮭とキャベツのチーズ春巻き

塩もみキャベツと鮭の中骨缶の変わり春巻きはカリッ＆ヘルシー

> POINT
>
> **鮭中骨缶で骨もじょうぶに**
>
> 鮭の身のピンクの色素はアスタキサンチン。やわらかい骨にはカルシウムがたっぷり。

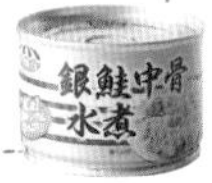
銀鮭中骨
水煮

●材料（2人分）

塩もみキャベツ……170g
鮭中骨缶……１缶（140g）
プロセスチーズ……50g
春巻きの皮……６枚
粗びき黒こしょう……少々
薄力粉……小さじ１
揚げ油……適量

●作り方

1. キャベツはしっかり汁気をきり、鮭缶は缶汁をきってほぐし、それぞれ６等分にする。プロセスチーズは６等分に切る。
2. 春巻きの皮に１をのせ、黒こしょうを振ってひと巻きし、両端を折り込んで、さらに巻く。巻き終わりに同量の水で溶いた薄力粉を塗って留める。
3. 高温の揚げ油で２を揚げる。

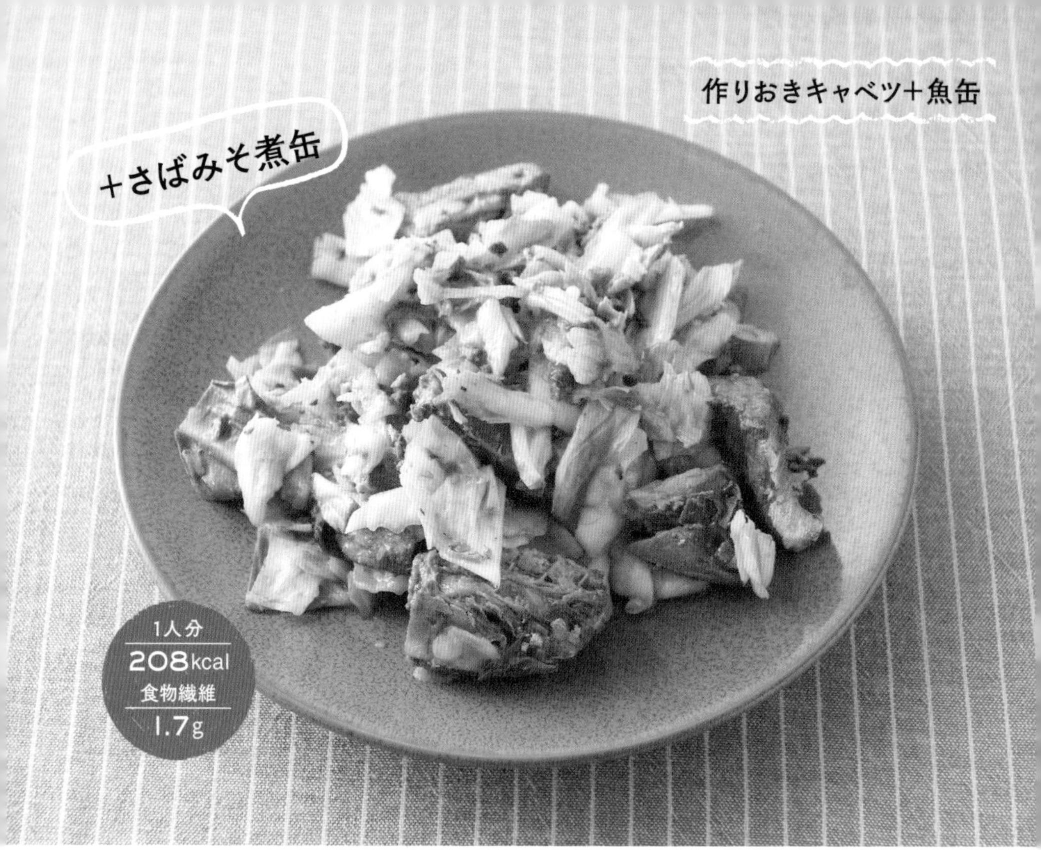
＋さばみそ煮缶
1人分
208kcal
食物繊維
1.7g

キャベツのさばみそ炒め

みそのいい味がついているから
しょうがを加えて炒めるだけ！

POINT

さばみそ煮缶

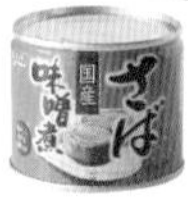
国産
さば
味噌煮

さばの定番レシピのみそ煮が缶詰で手軽に食べられると大人気。絶妙な味つけは応用も自在。

●材料（2人分）

塩もみキャベツ……170g
さばみそ煮缶
……１缶（固形分＋汁150g）
しょうが……1/2かけ
サラダ油……大さじ１

●作り方

1 さばは粗くほぐす。しょうがはせん切りにする。

2 フライパンにサラダ油としょうがを入れて火にかけ、香りが立ったら、さばを缶汁ごと加え、キャベツも加えて炒める。

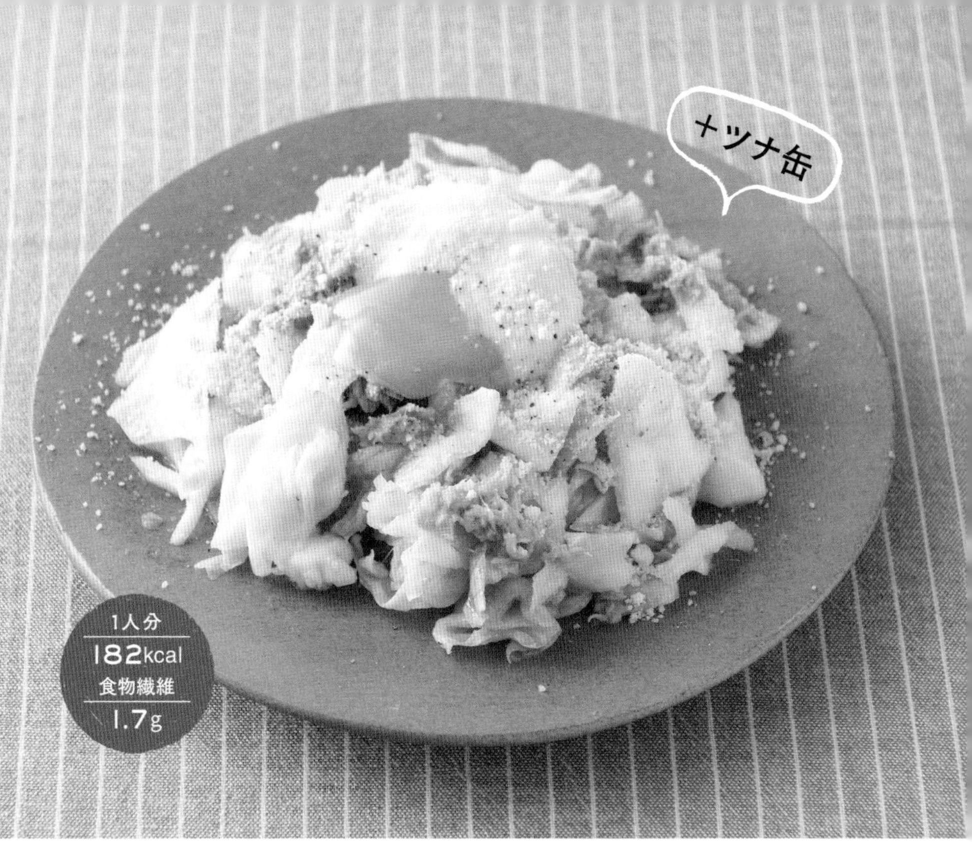
＋ツナ缶
1人分
182kcal
食物繊維
1.7g

ツナキャベツ

**いつもストックがあるツナ缶を
温泉卵と粉チーズでごちそうに**

●材料（2人分）

塩もみキャベツ……170g
ツナ缶……1缶（80g）
温泉卵……1個
粉チーズ、粗びき黒こしょう
……各適量

●作り方

1 キャベツにツナを混ぜ、器に盛る。
2 1に温泉卵を割り落とし、粉チーズ、黒こしょうを振る。

POINT

ツナ缶

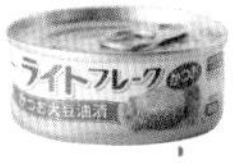
ライトフレーク

まぐろやかつおなどの回遊魚には疲労防止成分のイミダペプチドが豊富。DHA、EPAももちろんたっぷり。水煮缶よりオイル缶のほうが栄養素が摂りやすい。

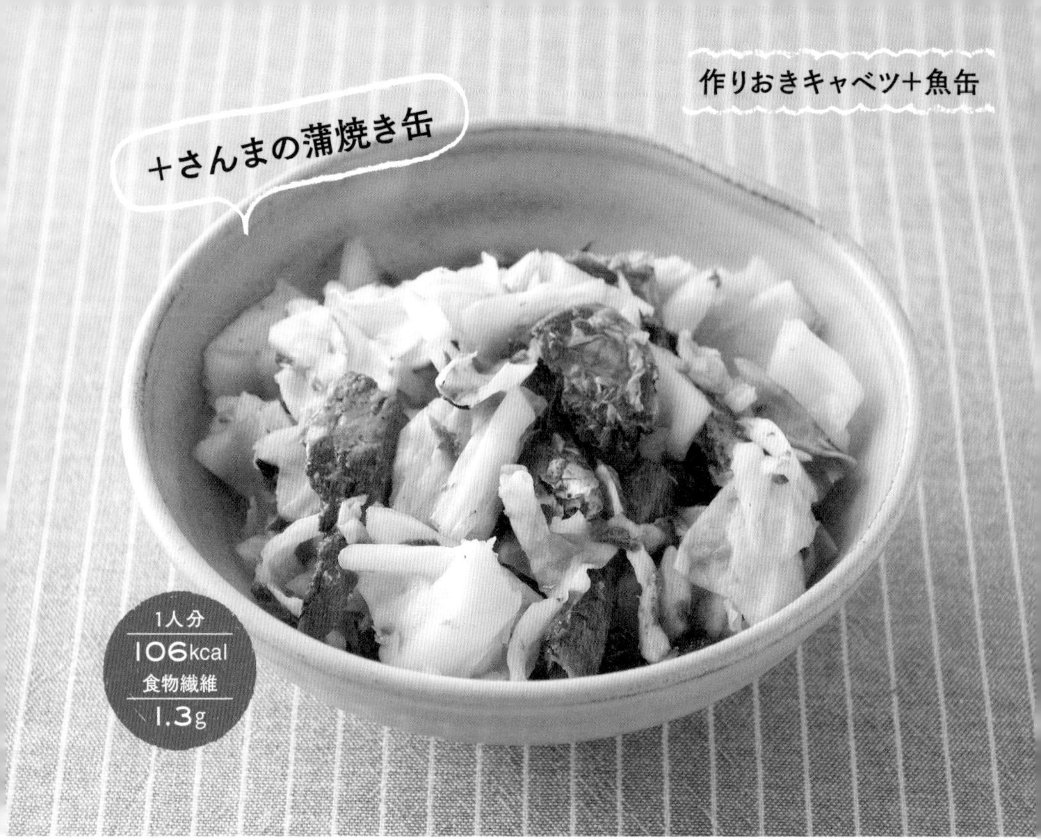

キャベツとさんま缶の甘辛あえ

甘辛い味が郷愁を誘う！
蒲焼きの味をそのまま利用して

●材料（2人分）

塩もみキャベツ……125g
さんまの蒲焼き缶……1缶（80g）

●作り方

さんまはほぐし、たれごとキャベツと合わせてあえる。

POINT

さんまの蒲焼き缶

さんまの蒲焼きは甘辛いたれをうまく活用したい。この缶詰と作りおきキャベツがあれば調味料いらずで1分で作れる。野菜と食べると減塩効果も。酢キャベツとも好相性。好みで粉山椒や七味とうがらしをパラリ。

+オイルサーディン

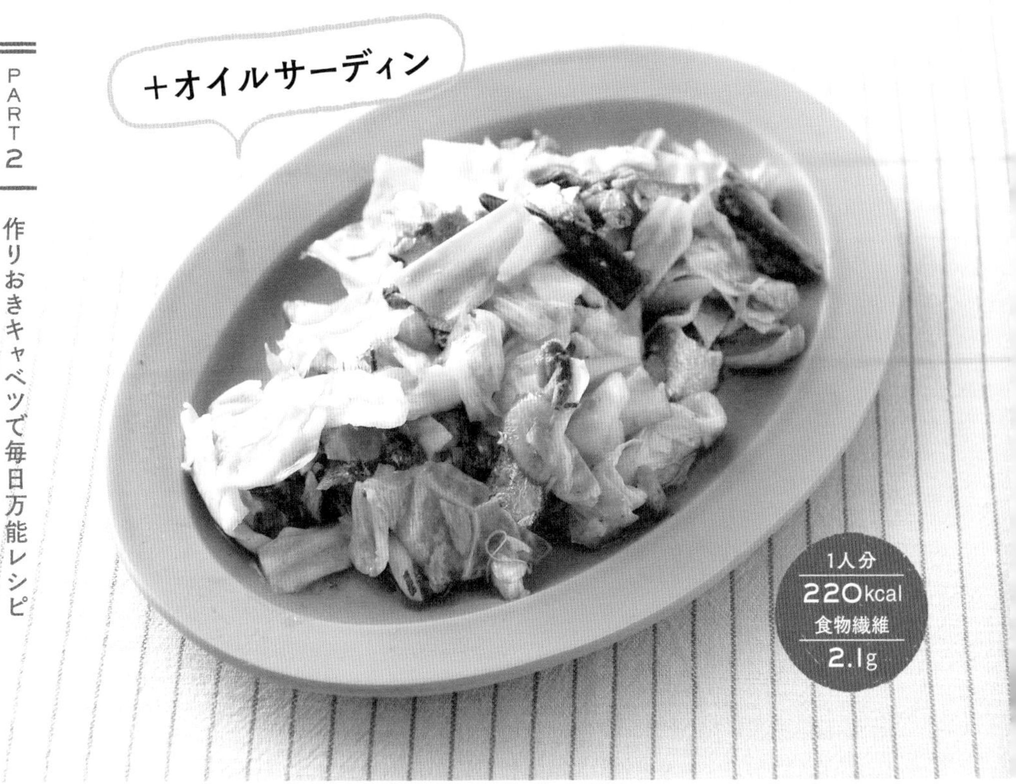

1人分
220kcal
食物繊維
2.1g

キャベツとオイルサーディンのアーリオオーリオ

サーディンが簡単にイタリアンに。
にんにく、とうがらしが決め手

POINT

オイルサーディンはいわしのオイル缶

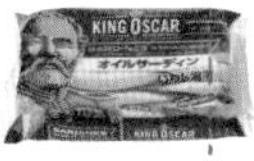

おしゃれなイメージですが、青背魚の代表いわしをオリーブ油につけた健康優等生。

●材料（2人分）

塩もみキャベツ……170g
オイルサーディン……1缶（75g）
にんにく……1かけ
赤とうがらし……1本
オリーブ油……大さじ1
しょうゆ……小さじ1

●作り方

1 にんにくは薄切りにし、とうがらしは種を取る。

2 フライパンにオリーブ油と1を入れて火にかけ、香りが立ったら、キャベツとオイルサーディン加えて炒め、しょうゆを加える。

※パスタのソースに活用するのもおすすめ。

\ 作りおきキャベツde /

定番おいしいレシピ

酢キャベツ、塩もみキャベツ、乳酸発酵キャベツを
作っておいたら、定番レシピがこんなに簡単！

ホットドッグwith酢キャベツ

ソーセージ&酢キャベツで作れば
ホットドッグが10倍おいしい！

●材料（2人分＝４個）

酢キャベツ……170g
ロールパン……４個
バター……適量
ウインナーソーセージ……４本
トマトケチャップ、フレンチマスタード
……各適量

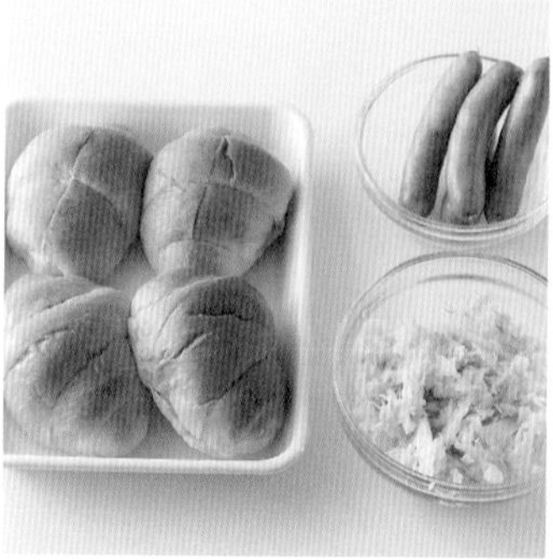

ホットドッグの下ごしらえで大変なせん切りキャベツが酢キャベツでラクラク。

●作り方

1 ロールパンは縦に切り込みを入れ、バターを塗る。
2 ソーセージは沸騰した湯でゆでる。
3 1に汁気をきったキャベツ、ソーセージをはさみ、ケチャップ、マスタードをかける。

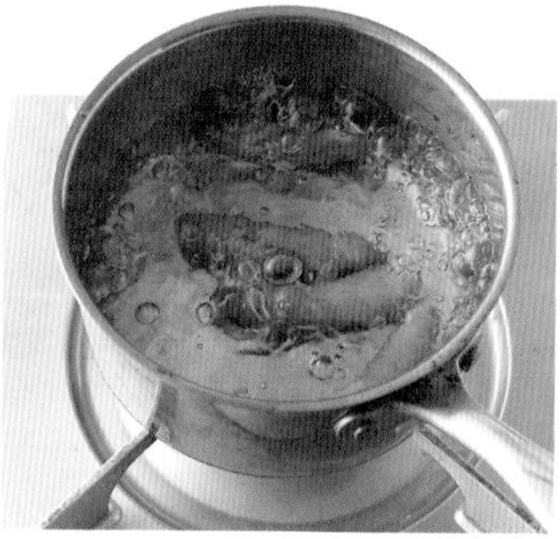

ソーセージはゆでるとおいしい。炒めるよりカロリーカットに。

POINT

マスタードはキャベツの仲間

マスタードの辛み成分グルコシノレートは、つぶすとキャベツと同じイソチオシアネートの仲間に。高い抗酸化効果や免疫力アップの効果があります。辛みと香りの魅力だけでなく健康の味方に。

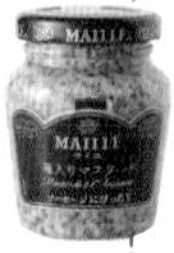

みんな大好きなホットドッグは
酸味を加えるとますますおいしい。
酢キャベツがピクルス代わりに

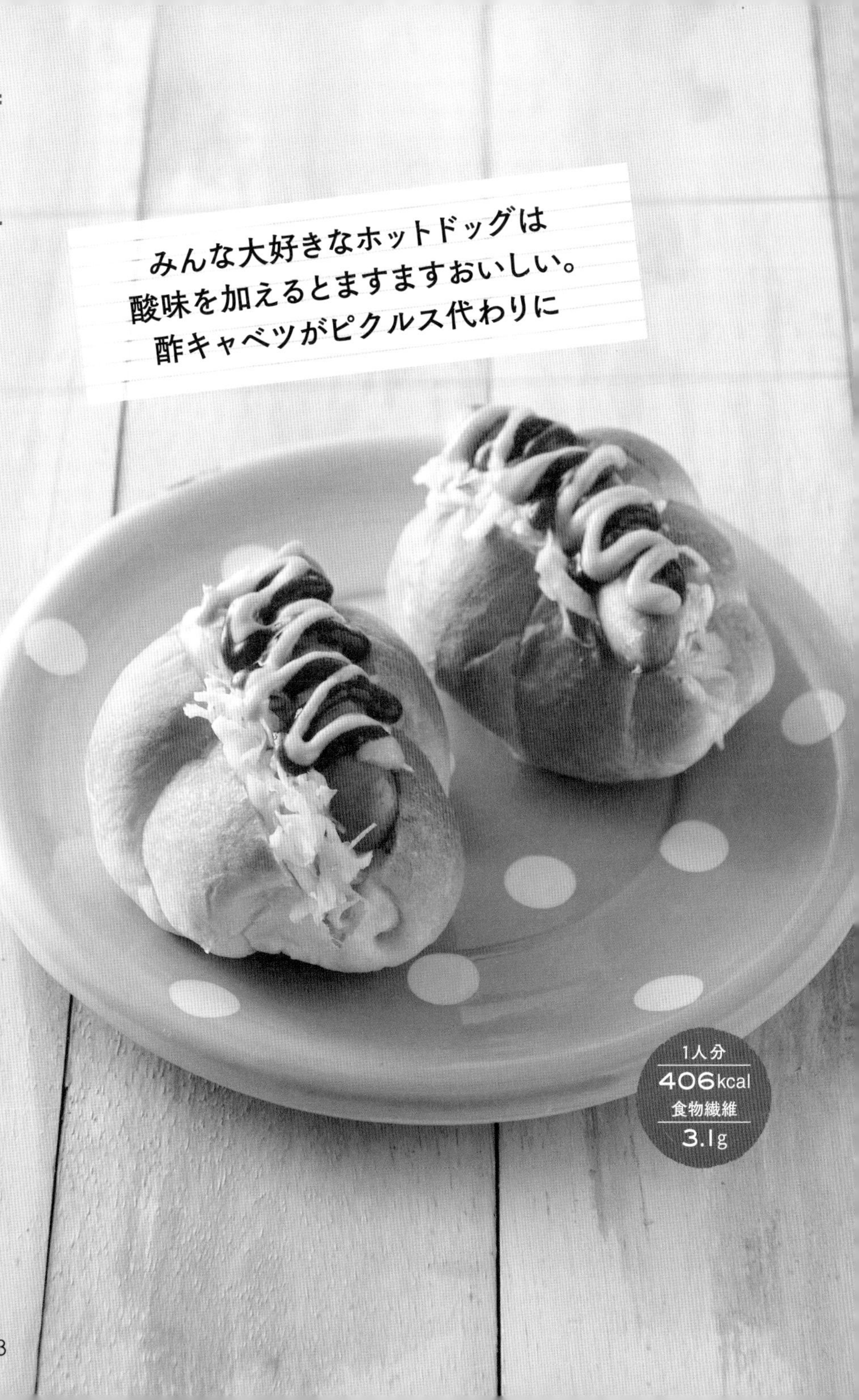

1人分
406kcal
食物繊維
3.1g

塩もみキャベツのお好み焼き

粉物は太りそうという概念を くつがえすこのレシピなら大丈夫

●材料（2人分）

塩もみキャベツ……300g
長いも……100g
豚バラ薄切り肉……100g
薄力粉……大さじ4
卵……2個
紅しょうが……15g
ソース、削り節、青のり……各適量
サラダ油……大さじ1

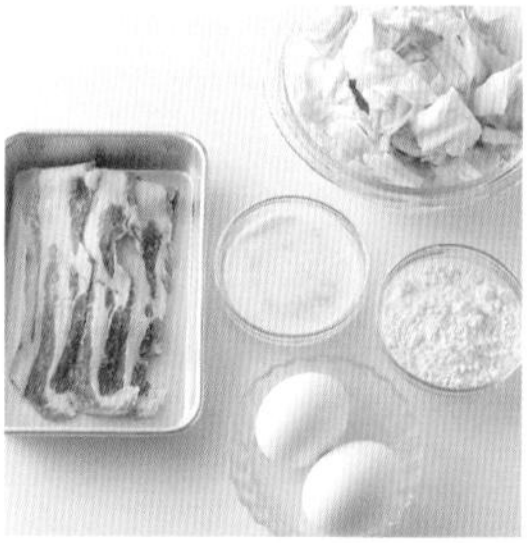

お好み焼きの豚肉は、脂のうまみがポイントなので、豚バラ肉を。

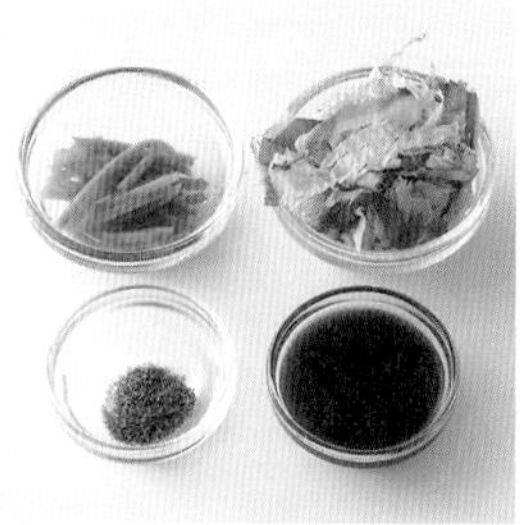

お好み焼きに必須の4つの食材。

●作り方

1 長いもはすりおろし、ボウルに入れて薄力粉、卵、キャベツ、紅しょうがを加えてよく混ぜる。

2 フライパンにサラダ油を熱し、1の生地を流し入れ、豚肉を広げてのせる。

3 3分ほど焼いたら裏返し、ふたをして4～5分蒸し焼きにする。

4 器に盛り、ソースを塗って削り節をのせ、青のりを振って紅しょうが少々（分量外）を添える。

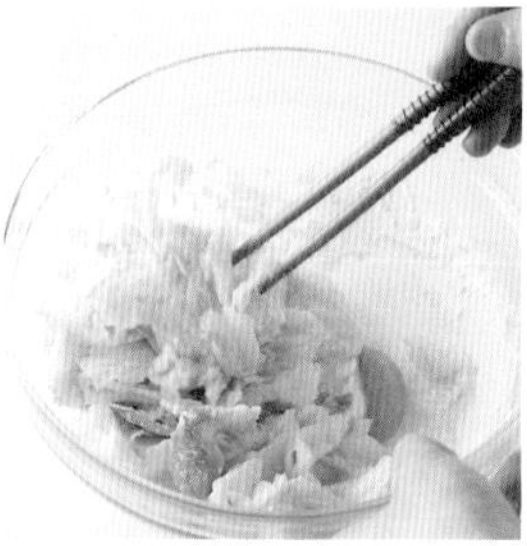

薄力粉少なめなので、しっかり混ぜておくのがコツ。

POINT

お好み焼きは野菜料理！

粉物料理の代表ともいえるお好み焼きですが、実は野菜がたっぷり食べられるヘルシーレシピ。しんなり塩もみキャベツならなおさらです。長いもには食物繊維が豊富。

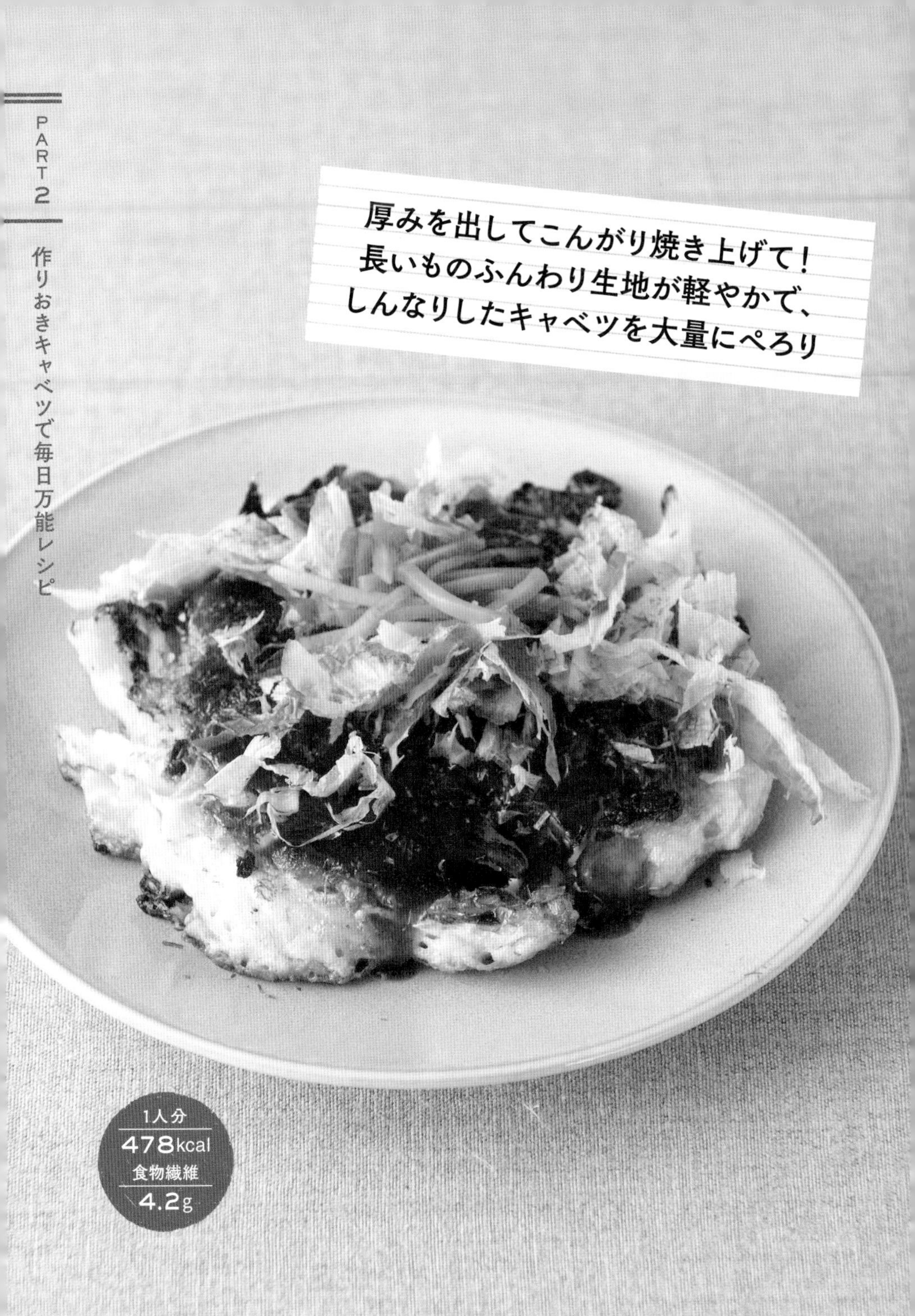

厚みを出してこんがり焼き上げて！
長いものふんわり生地が軽やかで、
しんなりしたキャベツを大量にぺろり

1人分
478kcal
食物繊維
4.2g

酢キャベツたっぷり焼きギョーザ

ギョーザのおいしさは具が決める。
酢キャベツ&肉だねが絶妙！

●材料（2人分）

酢キャベツ……170g
豚ひき肉……120g
ギョーザの皮……12枚
A おろししょうが、おろしにんにく
　……各1/2かけ分
　オイスターソース、ごま油
　……各大さじ1/2
　塩、こしょう……各少々
サラダ油……大さじ1

●作り方

1 キャベツは漬け汁をしっかりきってボウルに入れ、ひき肉、Aを加えて混ぜる。

2 1を12等分してギョーザの皮で包む。

3 フライパンにサラダ油を熱し、2を並べて焼く。水1/2カップを加えてふたをし、蒸し焼きにする。

4 ふたを取り、水分がとんだら、器に盛る。好みで、酢キャベツの漬け汁にこしょうを混ぜたたれを添えるとおいしい。

POINT

たれにキャベツの酢を利用

酢キャベツの漬け酢にこしょうをプラスしたつけ酢だれをつけると甘みのある酸味がプラスされます。

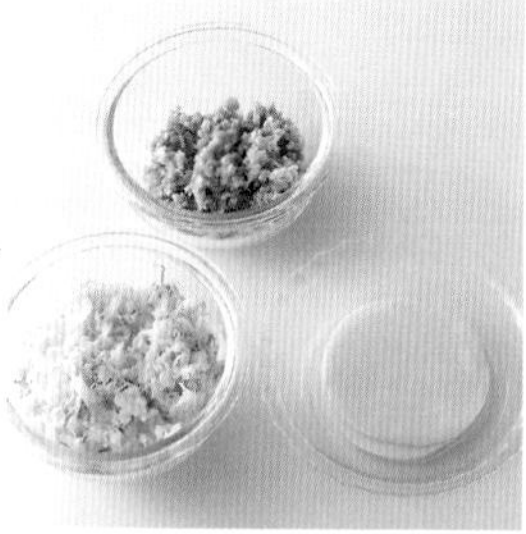

酢キャベツならひき肉の1.5倍がラクラク食べられる。

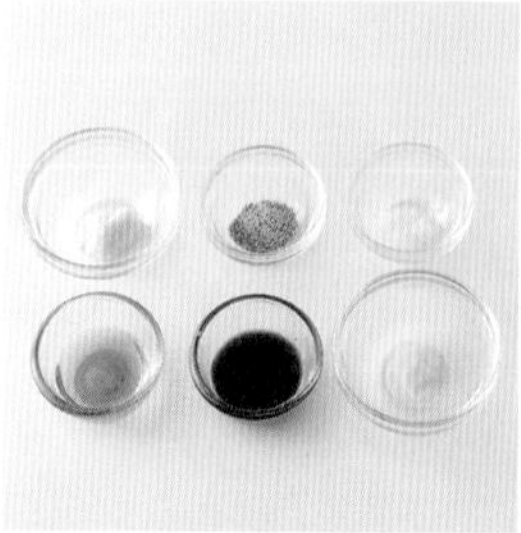

香味野菜や調味料でたねに味をつけるのがポイント。

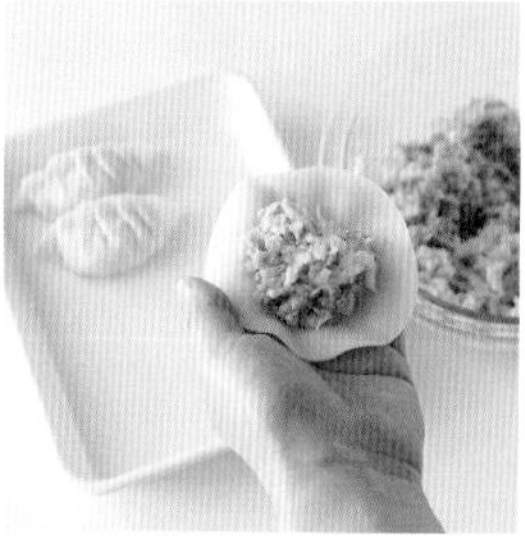

ギョーザの皮に肉だねをのせて縁に水をつけ、ひだを寄せて閉じる。

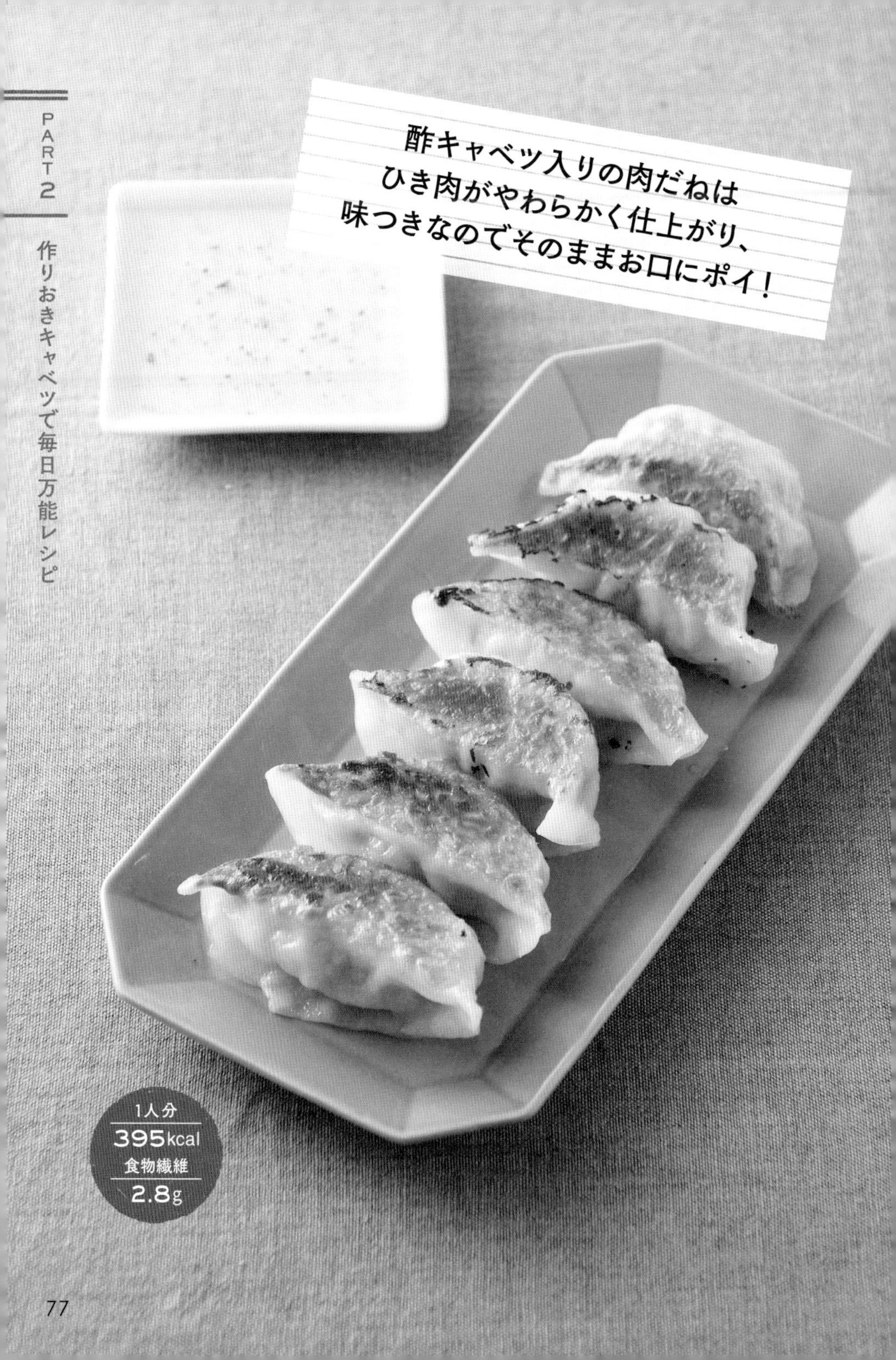

酢キャベツ入りの肉だねは
ひき肉がやわらかく仕上がり、
味つきなのでそのままお口にポイ！

1人分
395kcal
食物繊維
2.8g

作りおきキャベツde

あっという間の汁物

作りおきキャベツがあれば時短でできる！
体が温まり、免疫力がアップする簡単汁物です。

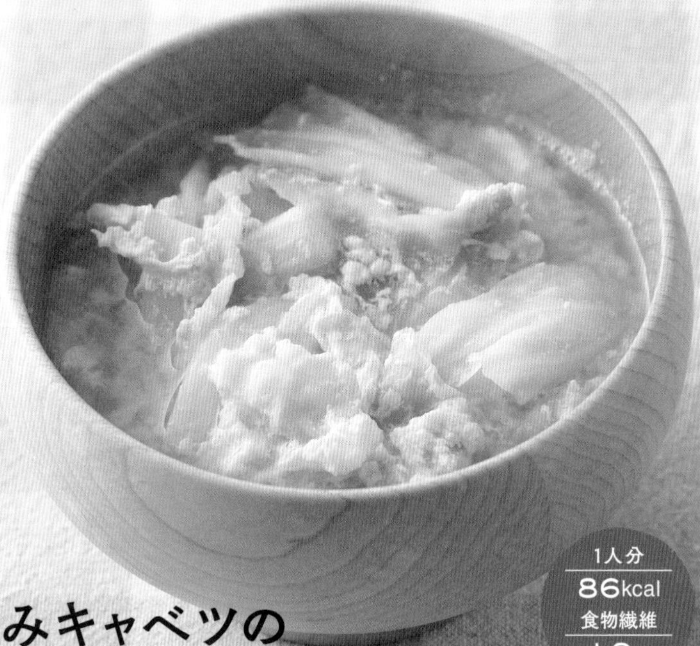

1人分
86kcal
食物繊維
1.9g

塩もみキャベツのかきたまみそ汁

キャベツを切る手間なしで
超速なのに栄養満点みそ汁に

●材料（2人分）

塩もみキャベツ……125g
卵……1個
だし……2カップ
みそ……大さじ1と1/2

●作り方

1 鍋にだしとキャベツを入れて火にかけ、1～2分煮る。卵は溶きほぐす。

2 みそを溶き入れて溶き卵を細く流し入れ、かき玉にする。

POINT

卵は良質なたんぱく質

いつも冷蔵庫にある卵は、必須アミノ酸をバランスよく含むたんぱく質の王様。血管や筋肉をじょうぶにする毎日食べたい食材。

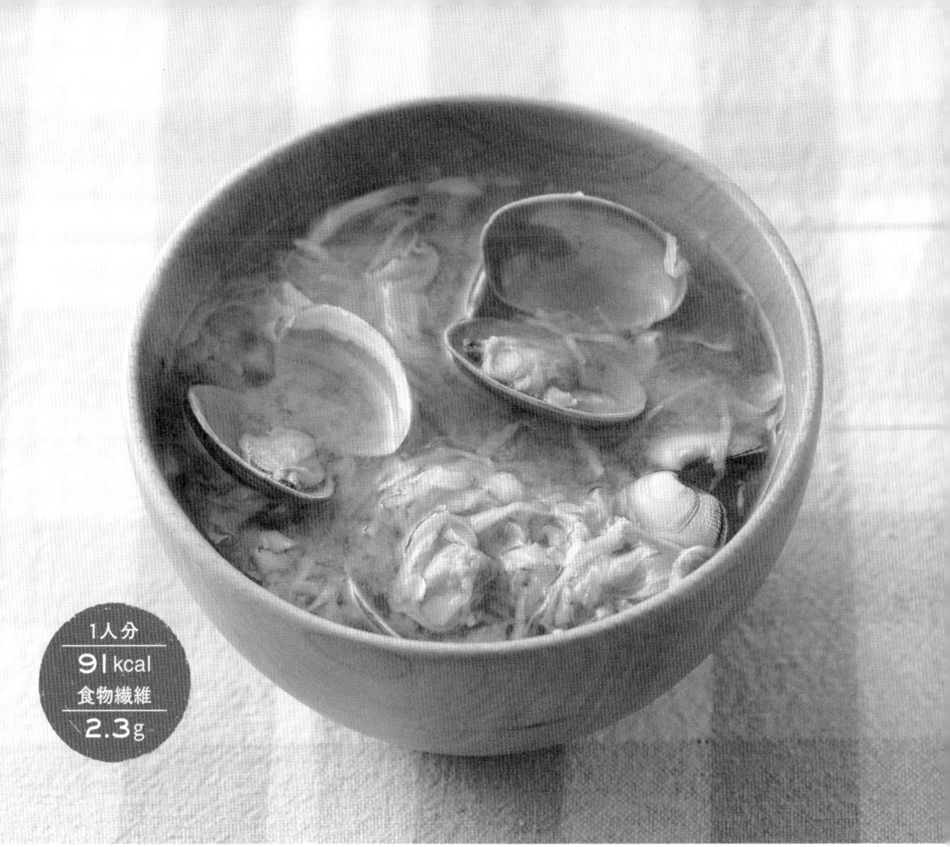

酢キャベツとあさりのみそ汁

ミネラルやタウリン豊富で
代謝をよくするあさりとキャベツ

●材料（2人分）

酢キャベツ……125g
あさり（砂抜きずみ）……100g
酒……大さじ1
しょうがのみじん切り……1/2かけ分
みそ……大さじ2

※あさりは海水程度（3％=水500mℓに対して塩小さじ2と1/2）の塩水につけて冷蔵室に1晩おいて砂抜きをする。

●作り方

1 鍋に水2カップと、みそ以外の材料を入れて火にかける。
2 あさりの口が開いてきたら、みそを溶き入れる。

POINT

あさりは優秀栄養食品

鉄、亜鉛、カルシウム、カリウムなどのミネラルに加え、ビタミンB群も含むあさりは、疲れ、高血圧、貧血の改善に有効。

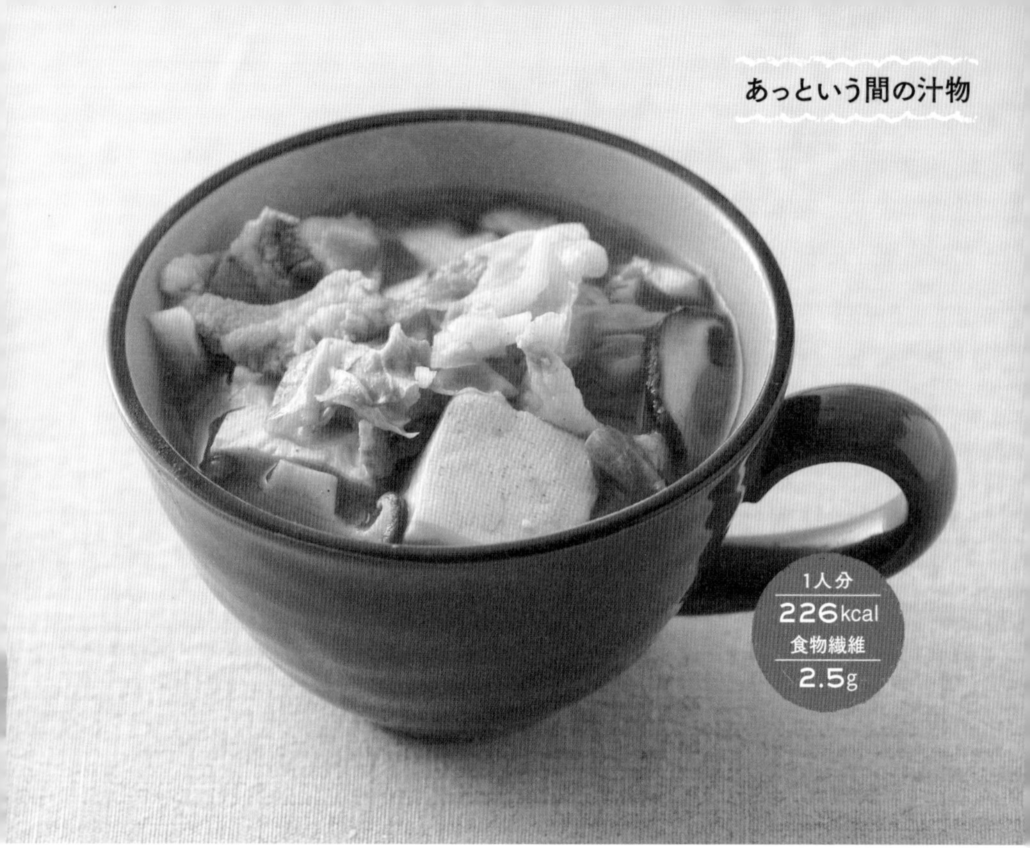

乳酸キャベツのチゲスープ

発酵キャベツの酸味とうまみを韓国風のスープでヘルシーに

POINT

コチュジャンは発酵食品

米麹ととうがらしなどが材料の韓国の発酵食品コチュジャン。麹の働きととうがらしの温め効果が期待できる。

●材料（2人分）

乳酸発酵キャベツ……125g
豚バラ薄切り肉……60g
木綿豆腐……1/2丁（150g）
しいたけ……１枚
A　乳酸発酵キャベツの漬け汁……大さじ３
　　コチュジャン……大さじ１
みそ……大さじ１
一味とうがらし……適量

●作り方

1. しいたけは細切りにし、豆腐は３cm角に切り、豚肉は２cm幅に切る。
2. 鍋に水１と3/4カップ、A、キャベツ、１を入れて火にかける。
3. 数分煮たら、みそを溶き入れ、一味とうがらしで好みの辛さにととのえる。

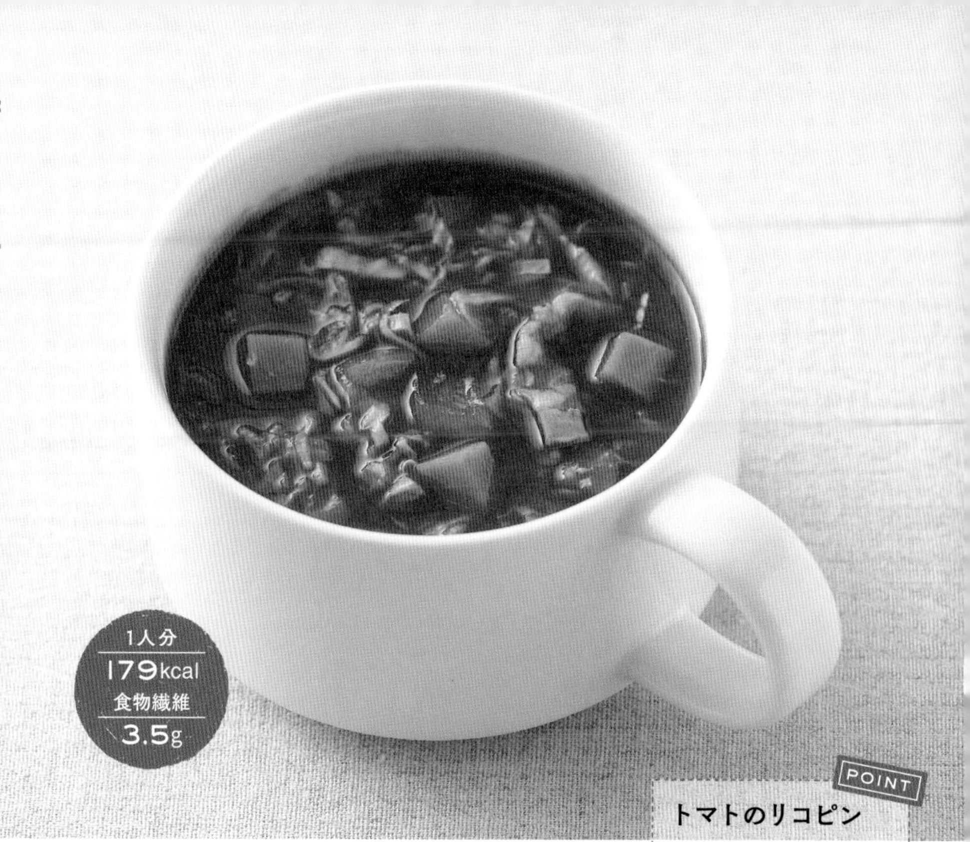

1人分
179kcal
食物繊維
3.5g

POINT
トマトのリコピン
昔からトマトが赤くなれば医者が青くなるという。赤い色素はリコピンという抗酸化効果のあるポリフェノール。

酢キャベツのトマトスープ

トマトのリコピンにたっぷり野菜、キャベツの酸味が味に深みを

●材料（2人分）

酢キャベツ……125g
玉ねぎ……1/4個
にんじん……50g
ベーコン……１枚
にんにく……1/2かけ
オリーブ油……小さじ２
A トマトジュース……１と1/2カップ
　洋風スープの素……小さじ１
　はちみつ……小さじ１
塩、こしょう……各適量

●作り方

1 玉ねぎ、にんじん、ベーコンは１㎝角に切る。にんにくはみじん切りにする。
2 鍋にオリーブ油、にんにくを入れて火にかけ、香りが立ったら残りの１を加えて炒める。
3 油が回ったら、キャベツを加えてさっと炒め、水1/2カップとAを加えてふたをし、７〜８分煮て塩、こしょうで調味する。

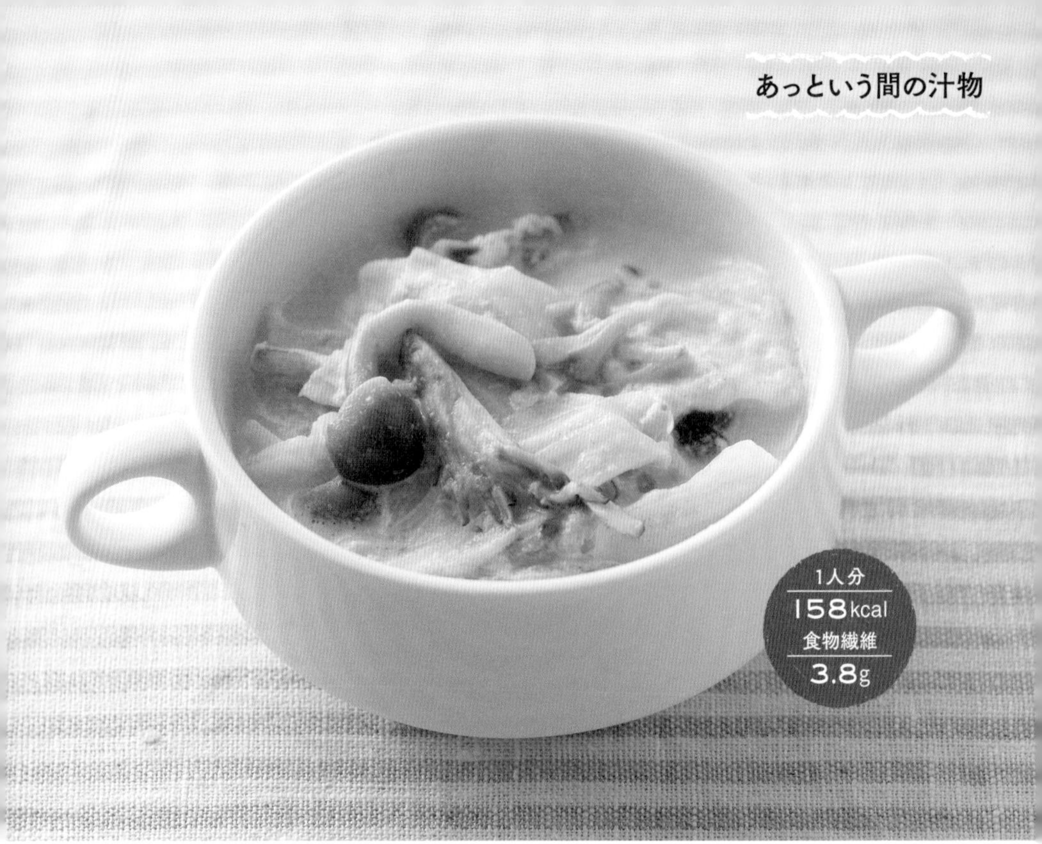

塩もみキャベツときのこの豆乳スープ

免疫力アップのきのこを２種。
キャベツと合わせてさらに豆乳を！

POINT

豆乳のイソフラボンで

大豆のエキスが詰まった豆乳には大豆イソフラボンがたっぷり。女性ホルモン類似物質が老化防止と骨活に。

●材料（２人分）

塩もみキャベツ……125g
しめじ、まいたけ……合わせて120g
豆乳……２カップ
ごま油……小さじ２
鶏ガラスープの素……小さじ１
塩、こしょう……各少々

●作り方

1 しめじ、まいたけは小房に分ける。
2 鍋にごま油を熱して１をさっと炒め、キャベツを加える。
3 豆乳、鶏ガラスープの素を加え、沸騰させないように数分煮て、塩、こしょうで味をととのえる。

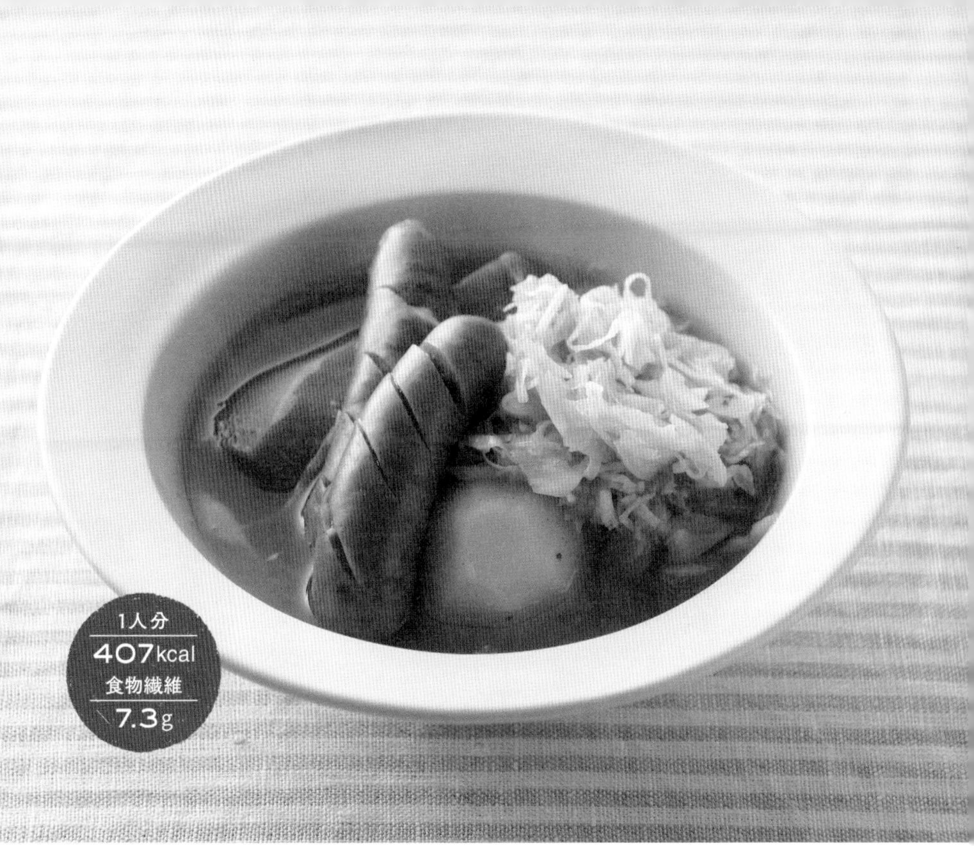

1人分
407kcal
食物繊維
7.3g

酢キャベツのカレーポトフ風

おかずスープの代表ポトフが酢キャベツとカレーで効果アップ

POINT

カレー粉は薬効豊富

黄色い色はターメリック（うこん）で、さらにコリアンダーやクミン、とうがらしなどのスパイスにはそれぞれ薬効がある。

●材料（2人分）

酢キャベツ……250g
じゃがいも……２個
にんじん……１本
ウインナーソーセージ……６本
A ローリエ……1枚
　コンソメスープの素……小さじ２
カレー粉……小さじ２
塩、こしょう……各少々

●作り方

1. じゃがいも、にんじんは大きめに切る。ソーセージは斜めに切り込みを入れる。
2. 鍋に水300mℓとA、じゃがいも、にんじんを入れて火にかけ、ふたをして10分煮る。ソーセージ、キャベツを加え、野菜に火が通るまで煮る。
3. カレー粉を加えて１〜２分煮て、塩、こしょうで味をととのえる。

COLUMN

キャベツをおいしくするのはこれ！

キャベツと好相性の名脇役！

シンプルな生キャベツや湯通しキャベツを断然おいしくするのはごま油、オリーブ油、塩昆布の３大脇役です。レシピとして紹介するには簡単過ぎるけれど、ごま油と塩だけで、止まらないおいしさに。みそやマヨネーズをつけるだけでも抜群の味です。

オリーブ油

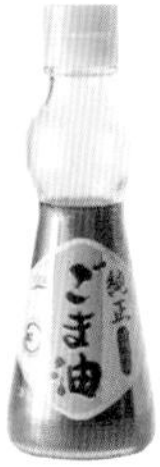

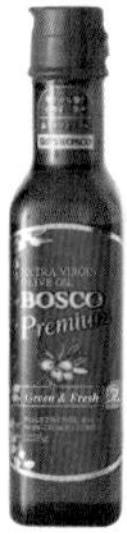

塩昆布

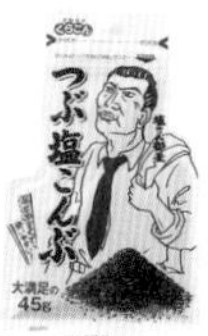

ごま油

香りとうまみでおいしくなる！

淡白でくせのないキャベツには、パンチのある香りや味が相性よし。にんにくは油で加熱しても、すりおろしても、ガーリックパウダーでもキャベツをワンランクアップさせる香味野菜。粉チーズや、鶏ガラスープの素、コンソメスープの素なども味出しに大貢献。

にんにく

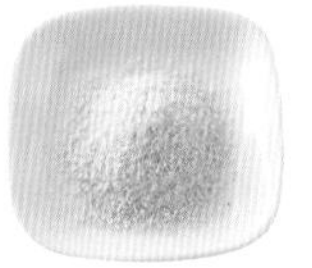

鶏ガラスープの素

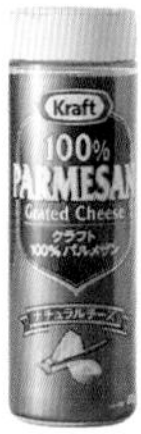

粉チーズ

てっとり早く絶品に！

山盛りキャベツで体重ダウンを狙うなら、ザクザクキャベツや細切りキャベツをあえるだけでおいしくしてくれる、市販のシーズニングミックスがおすすめ。空前のキャベツブームで種類も豊富。好きな味を探しても、あれこれ味変してもいいですね。

市販のシーズニングミックス

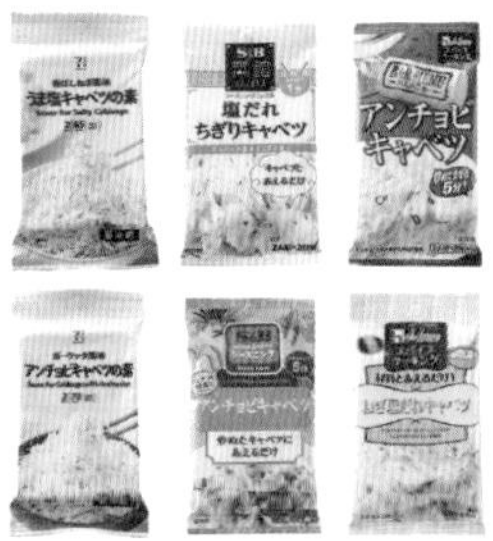

PART 3

ゆるラク手ちぎり！満腹キャベツレシピ

ちぎったり、大きく切るだけだから刻む手間なし！
大雑把な調理は長続きの基本です。
ザクザクゴロゴロだからこそおいしいレシピばかり。

洗ってちぎるだけ

CRISPY CUT CABBAGE

ザクザクキャベツ

キャベツを気楽に毎日食べるのにぴったりなのがザクザクキャベツ。手でちぎる、湯をかけるという手抜き調理がかえっておいしい。

●材料

キャベツ……適量

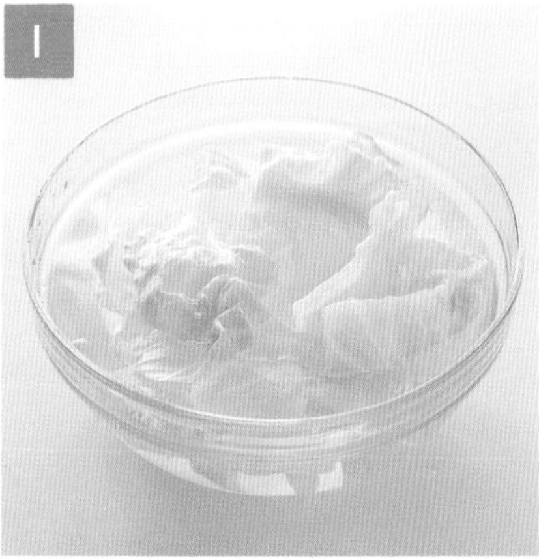

洗う

キャベツは葉をはがしたら、そのまま水洗いする。

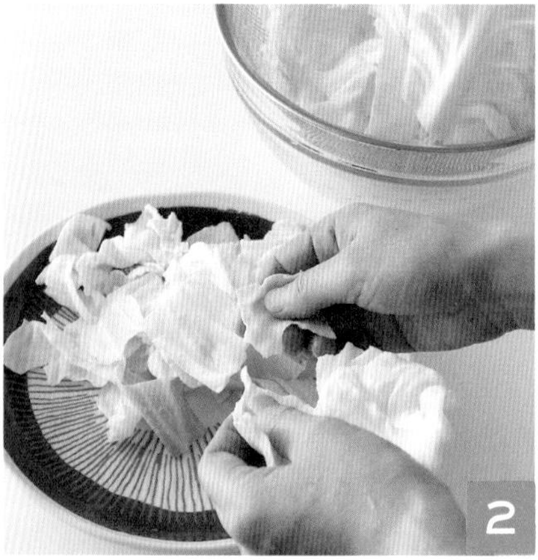

手でちぎる

ざるに上げて水気をきり、手で食べやすい大きさにちぎる。包丁でざく切りにしてもいい。

キャベツの大きさは好みで。炒め物などに利用するなら調味料のからむ小さめ、ディップをつけたり、サラダにするなら大きめが食べやすい。

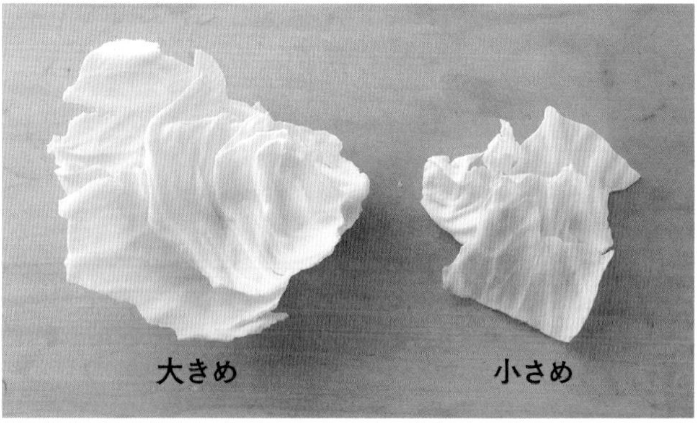

食べやすい

湯通しキャベツ&レンチンキャベツ

ちぎったキャベツやざく切りキャベツに熱を通すとしんなりして食べやすい。
ざく切りしたキャベツをざるに入れて熱湯をかける方法と、
電子レンジで加熱する2つの方法を紹介します。

1 ザクザクキャベツに湯をかける

手でちぎったキャベツをボウルに入れ、熱湯を回しかけて少しおき、ざるに上げて水気をきる。

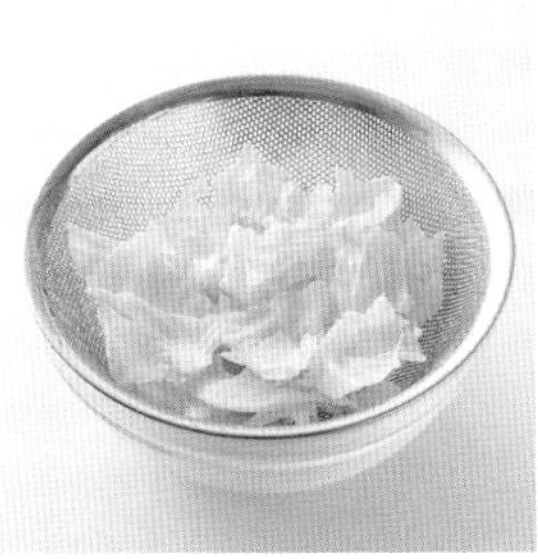

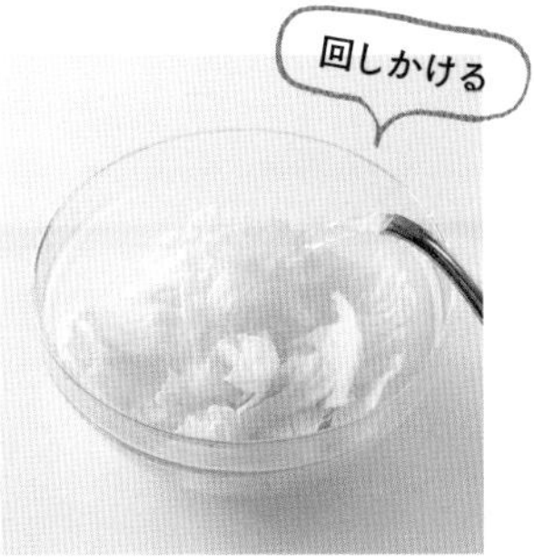

2 ザクザクキャベツを電子レンジでチン

耐熱ボウルにザクザクキャベツを入れ、ラップをかけて電子レンジで加熱する。

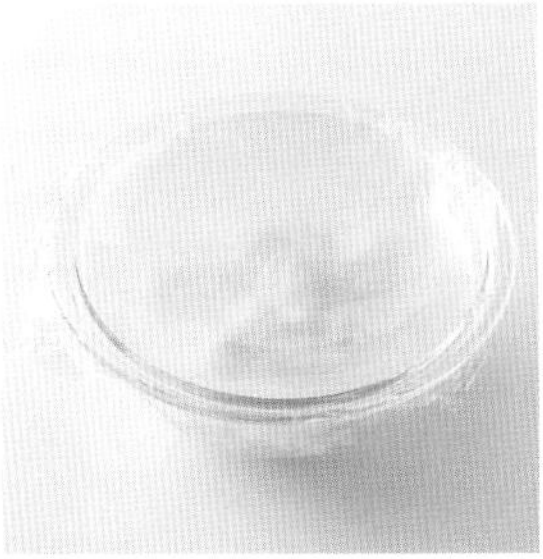

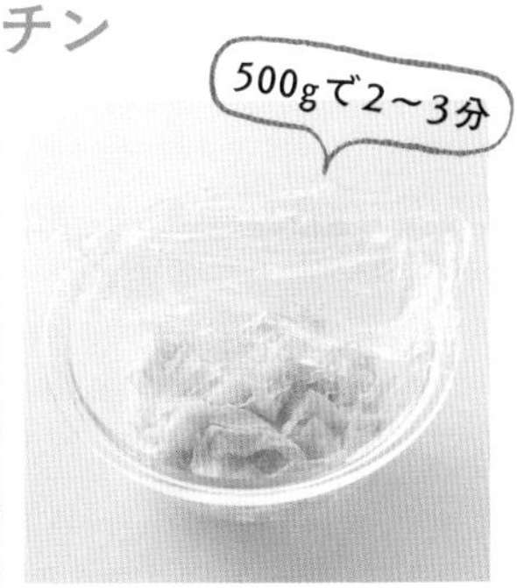

でき上がり

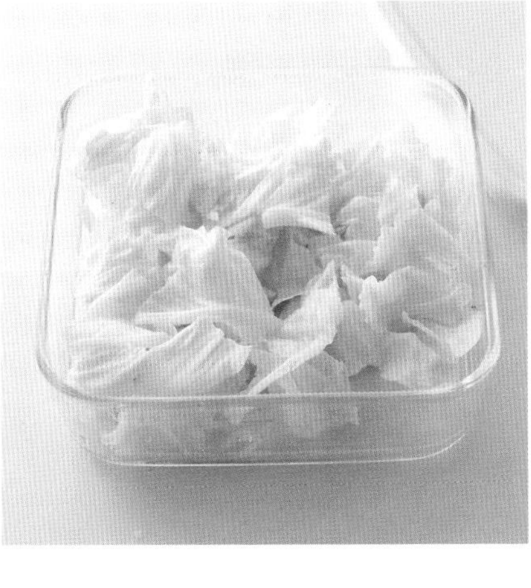

加熱したキャベツは完全に冷ましたら、保存容器に入れて冷蔵室で保存できる。こうしておくと、少量ずつこまめに食べられる。

保存
冷蔵室で
3日ほど

キャベツが止まらない

ディップ4種

ちぎりキャベツにちょこっとつけて食べる
簡単激ウマディップで手が止まらない！

●材料（2人分）
キャベツ……1/2個（500g）
好みのディップ

●食べ方
1 キャベツはザクザクと手でちぎるか、包丁でざく切りにする。器に山盛りに盛る。
2 ディップはそれぞれ材料を混ぜる。小皿にディップを入れ、キャベツをつけて食べる。

甘めのみそが止まらない
みそディップ

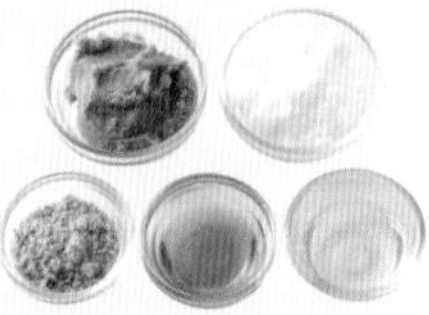

●材料（2人分）
みそ……大さじ3
砂糖……大さじ2
みりん……大さじ1
すり白ごま……大さじ1
ごま油……大さじ1/2

●作り方
材料をすべてよく混ぜる。

ピリ辛マヨがいい感じ
コチュマヨディップ

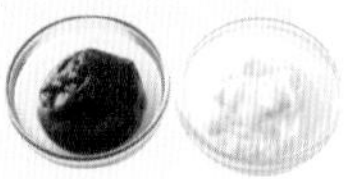

●材料（2人分）
マヨネーズ……大さじ3
コチュジャン……大さじ1

●作り方
材料をよく混ぜる。

チーズとにんにくが神味
シーザーディップ

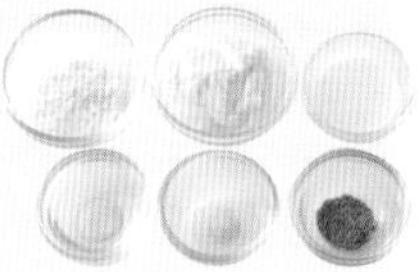

●材料（2人分）
マヨネーズ
……大さじ3
粉チーズ……大さじ1
酢、牛乳……各小さじ2
おろしにんにく……少々（2g）
粗びき黒こしょう……少々

●作り方
材料をすべてよく混ぜる。

酸味と塩気が絶妙な味
アンチョビヨーグルトディップ

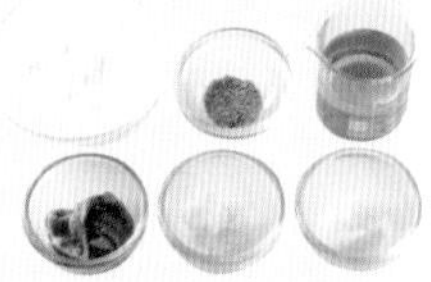

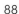

●材料（2人分）
アンチョビ
……3枚（10g）
プレーンヨーグルト……60g
おろしにんにく……1かけ分
オリーブ油……大さじ3
塩……小さじ1/6
粗びき黒こしょう……少々

●作り方
小鍋にオリーブ油、にんにく、刻んだアンチョビを入れて弱火にかけ、香りが立ったら火を止めて冷ます。ヨーグルトを加えて混ぜ、塩、黒こしょうで味をととのえる。

とにかくたくさん食べるが勝ち！
秘伝にしたいすごいディップで
ラクラク1/2個いけちゃう。

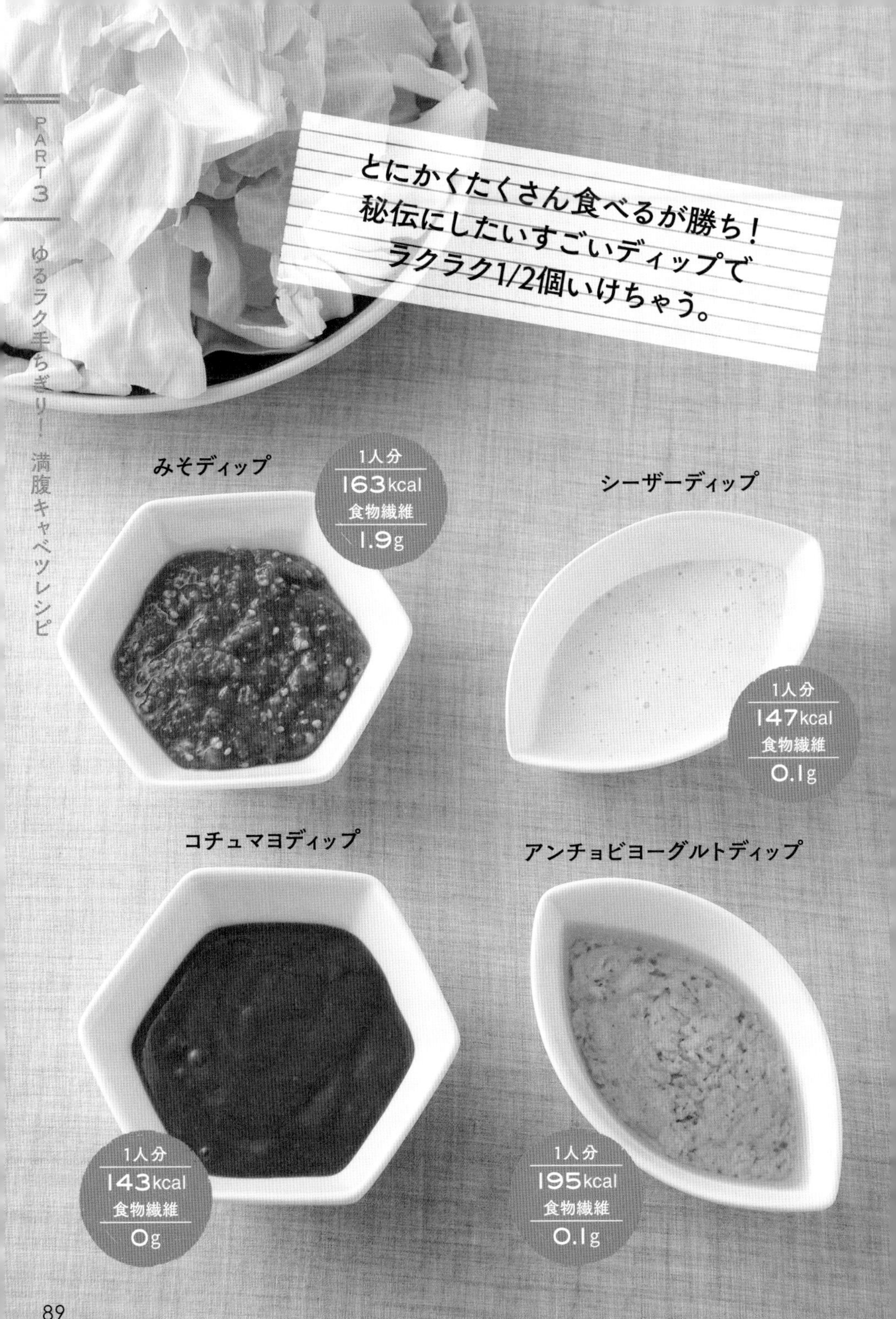
みそディップ
1人分
163kcal
食物繊維
1.9g
シーザーディップ
1人分
147kcal
食物繊維
0.1g
コチュマヨディップ
1人分
143kcal
食物繊維
0g
アンチョビヨーグルトディップ
1人分
195kcal
食物繊維
0.1g

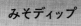

ザクザクキャベツ大活用

定番おいしいレシピ

キャベツをたっぷり使ったおなじみのレシピ。
ひと工夫でさらにたくさんキャベツが食べられるおかずに！

キャベツと厚揚げのホイコーロー

キャベツといったらこの料理！
厚揚げで大豆たんぱくもたっぷり

●材料（2人分）

キャベツ……1/4個（250g）
厚揚げ……１枚
おろしにんにく、おろししょうが
……各1/2かけ分
豆板醤……小さじ１
サラダ油、オイスターソース
……各大さじ１
砂糖、しょうゆ……各小さじ１

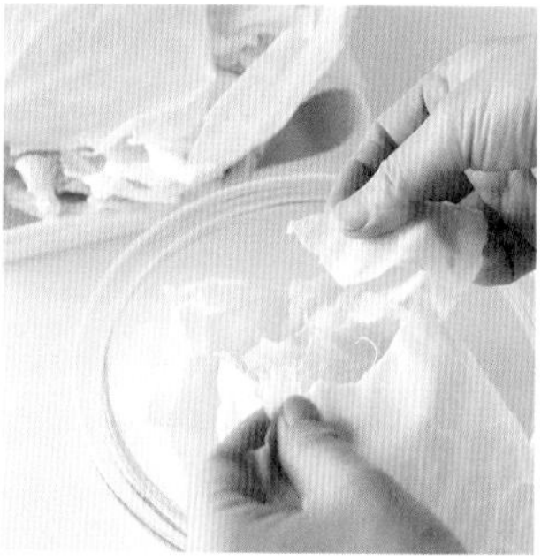

キャベツは手でちぎる。

●作り方

1 キャベツと厚揚げは手で食べやすい大きさにちぎる。
2 フライパンにサラダ油、にんにく、しょうが、豆板醤を入れて火にかけ、香りが立ったら1を加えて炒める。
3 キャベツがしんなりしたらオイスターソース、砂糖、しょうゆを加えて炒め合わせる。

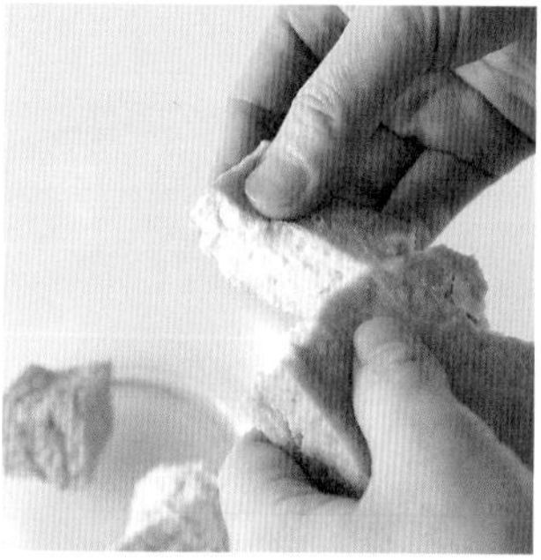

厚揚げは手でちぎると味のからみがよくなり、包丁もまないたも汚れない。

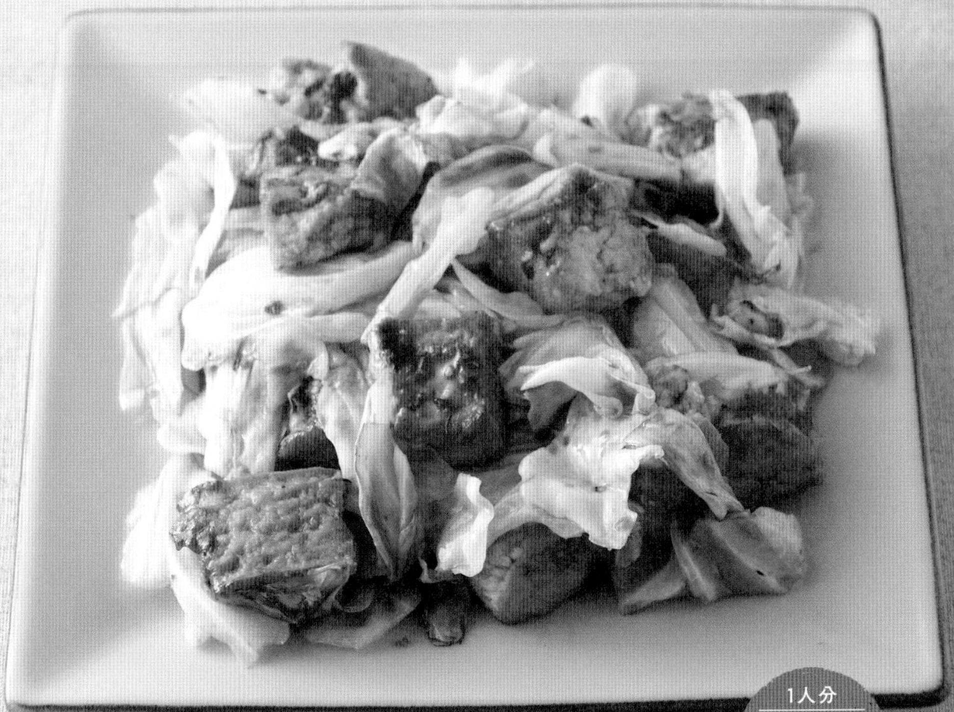

1人分
246kcal
食物繊維
3.1g

豆腐を揚げた厚揚げは、油のうまみで
肉に負けない食べごたえがある。
ヘルシーなのにボリューミーな主菜。

キャベツと豚バラのにんにく鍋

豚肉のうまみがキャベツの好相性。
にんにくとにらで免疫力もアップ

●材料（2人分）

キャベツ……1/2個（500g）
豚バラ薄切り肉……160g
にら……50g
にんにく……２かけ
赤とうがらし（小口切り）……１本分
A 酒、鶏ガラスープの素……各大さじ１
塩……小さじ1/3

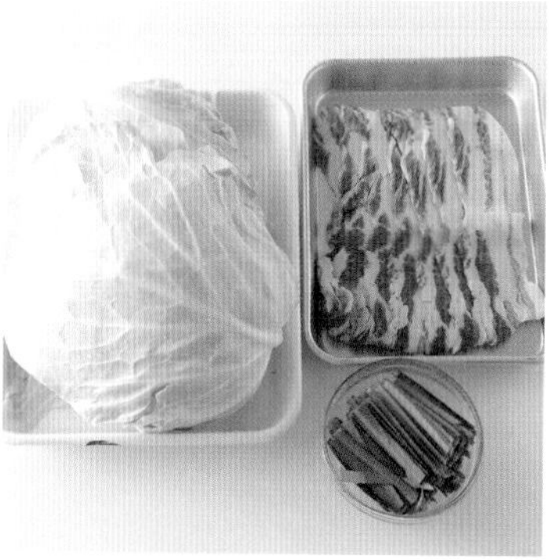

キャベツと豚肉、にらは最高の相性。

●作り方

1 キャベツは３～４㎝四方に、にらは７㎝長さくらいに切り、にんにくは薄切りに。豚肉は５㎝長さに切る。

2 鍋にAと水700㎖ほどを入れ、にんにくも入れて火にかけ、沸騰して２～３分したらキャベツ、豚肉を加え、ふたをして煮る。

3 肉に火が通ってキャベツがしんなりしてきたら、にら、とうがらしを加えてひと煮する。

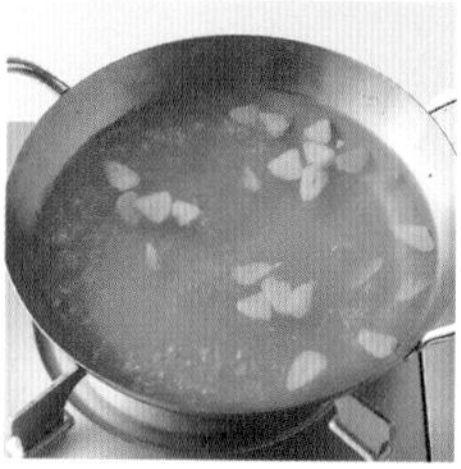

水からにんにくを煮て香りと味を移しておく。

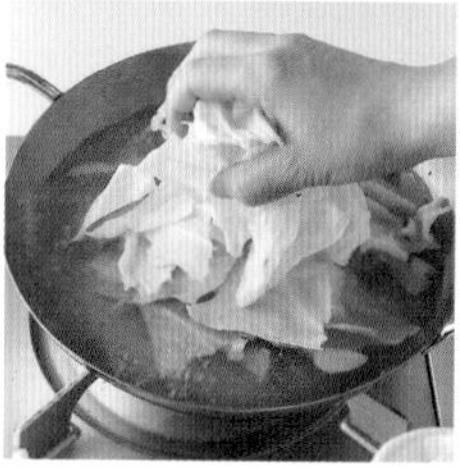

煮立ったらキャベツをバサッと入れる。

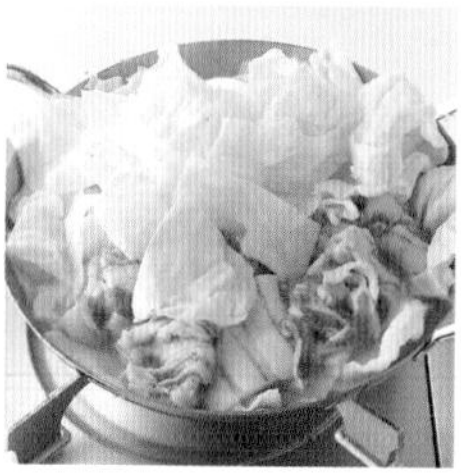

キャベツの間に豚肉を入れ、味がしみ出すように煮る。

キャベツの甘みと豚肉の脂身が
にんにくベースのスープにマッチ。
にらの歯ざわりと香りがまた合う！

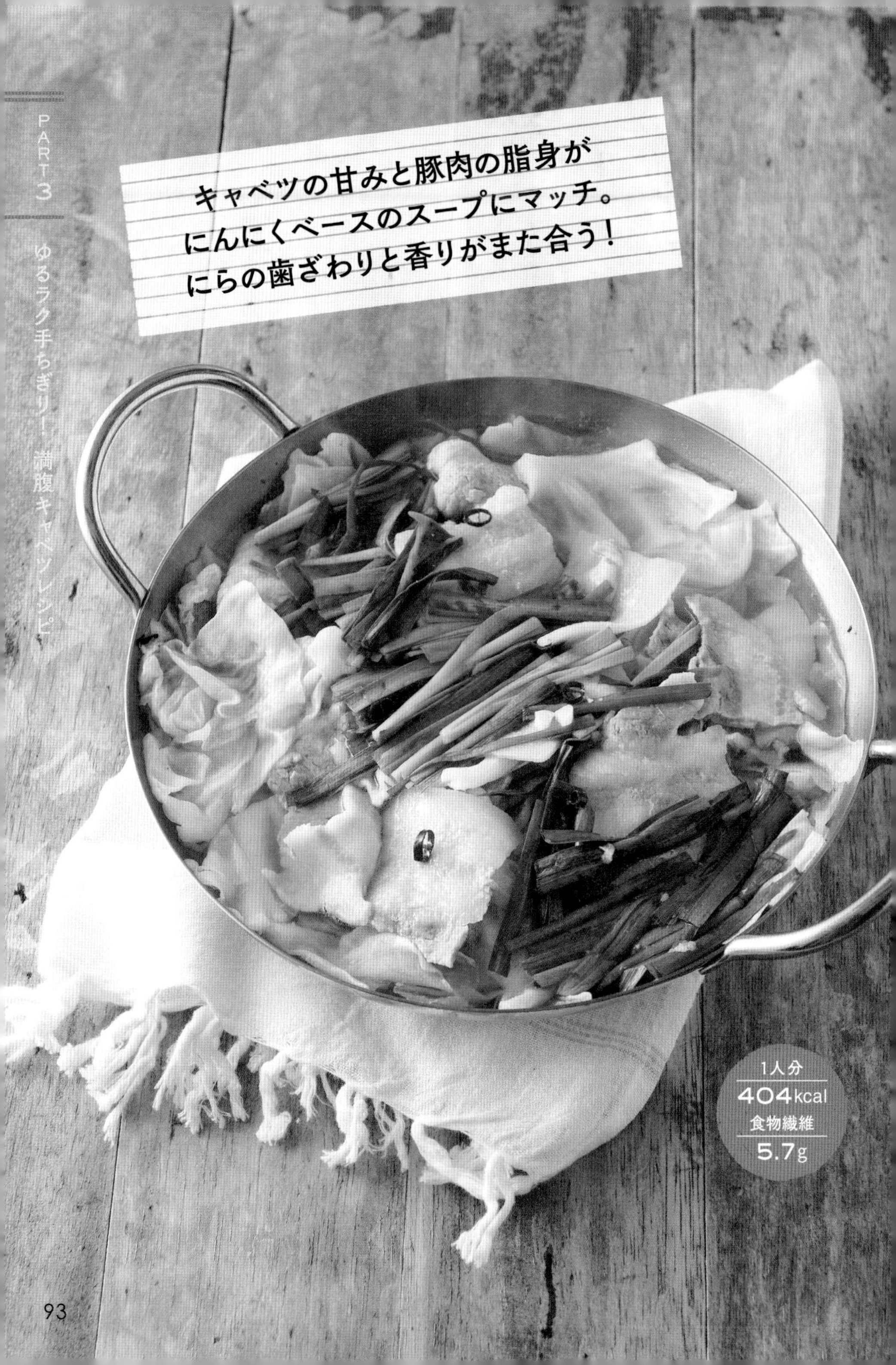

1人分
404kcal
食物繊維
5.7g

ドームキャベツバーグ

キャベツと肉だねを交互に重ねた うまみが重なり合う迫力レシピ

●材料（2～3人分）

キャベツ……1/4個（250g）
合いびき肉……200g
卵……１個
パン粉……大さじ２
塩、こしょう……各少々
ナツメグ（あれば）……少々
コンソメスープの素……小さじ２

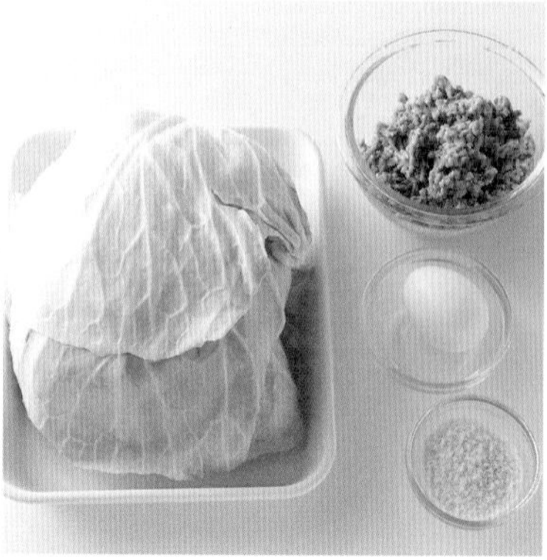

材料はキャベツとハンバーグの肉だね。

●作り方

1 ボウルに合いびき肉と塩を入れてよくこね、卵、こしょう、ナツメグ、パン粉を加えてさらにこねる。

2 キャベツは大きくちぎり、直径15㎝の耐熱ボウルに敷き、1の1/3量を入れる。これをもう2回繰り返し、最後にキャベツをのせる。

3 スープの素を湯小さじ２で溶いて2に注ぎ、ラップをかけて、電子レンジで7～8分加熱する。

4 ひっくり返すようにして器に盛り、食べやすい大きさに切る。

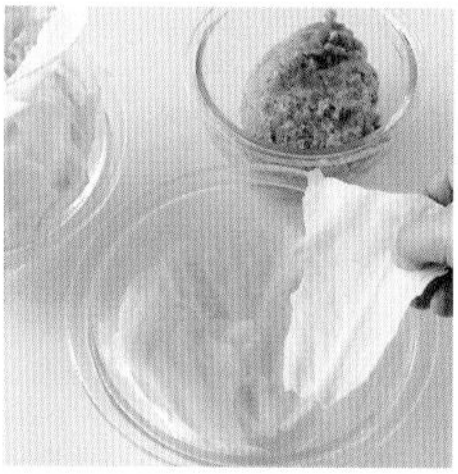

耐熱ボウルの内側にはりつけるようにキャベツを敷く。

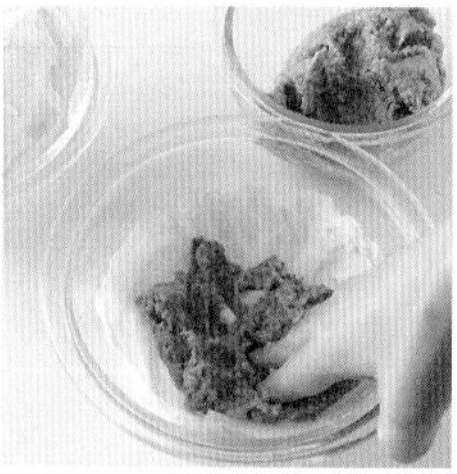

キャベツの上に重ねるように肉だねをはりつけていく。

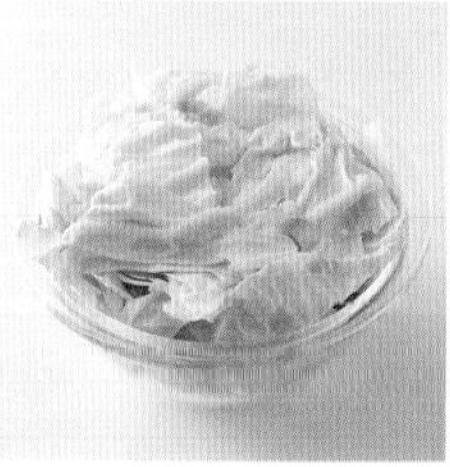

キャベツと肉だねを交互に重ねたら、最後はキャベツでふたをする。

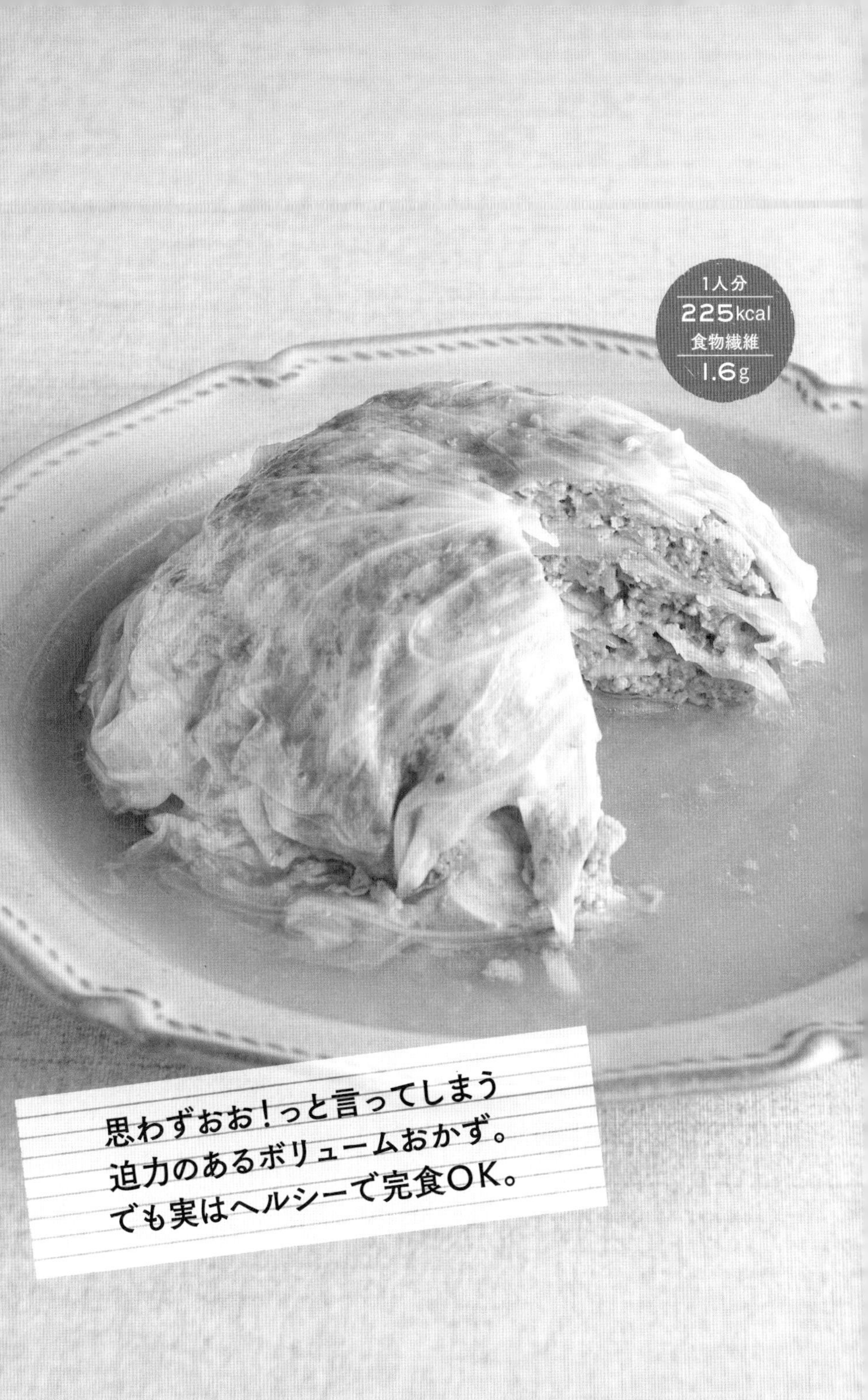

1人分
225kcal
食物繊維
1.6g

思わずおお！っと言ってしまう
迫力のあるボリュームおかず。
でも実はヘルシーで完食OK。

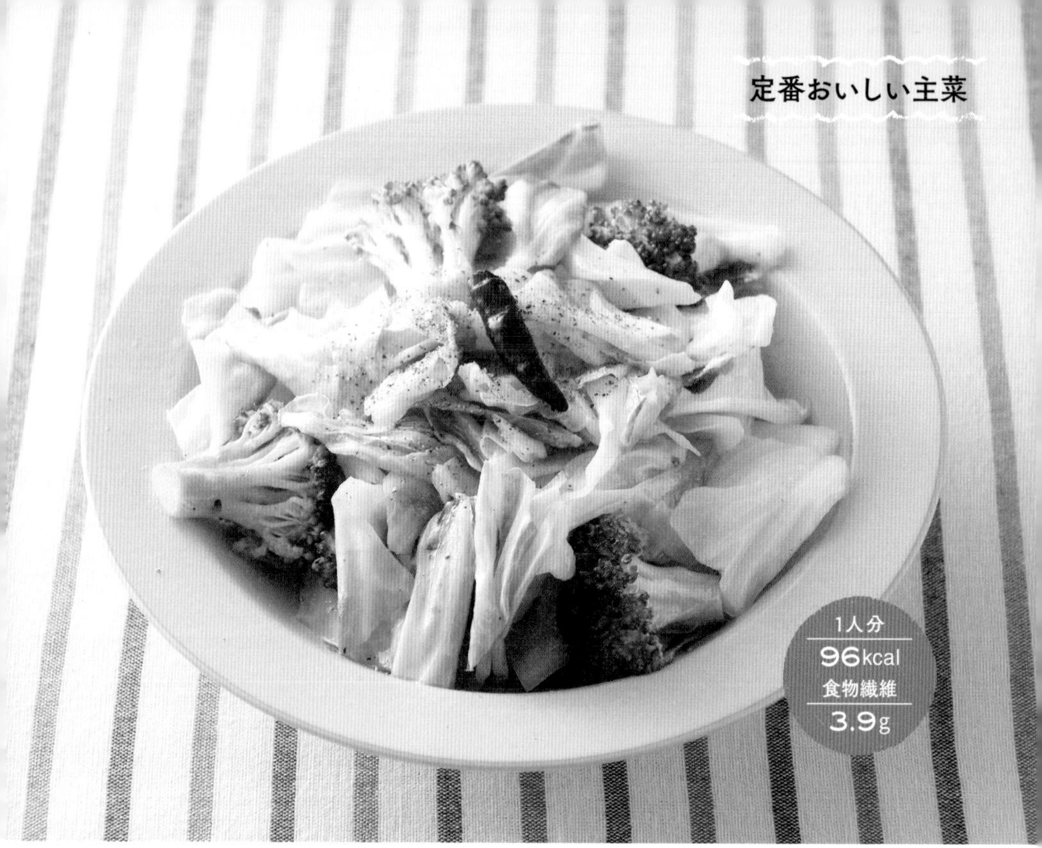

1人分
96kcal
食物繊維
3.9g

キャベツとブロッコリーのペペロン炒め

キャベツと仲間のブロッコリー。
栄養効果も倍々でうれしい

POINT

ブロッコリーもアブラナ科

キャベツの最大の健康効果はイソチオシアネートの免疫力アップ、抗酸化効果。同じ仲間のブロッコリーも同様のメリットを持つすごい野菜。

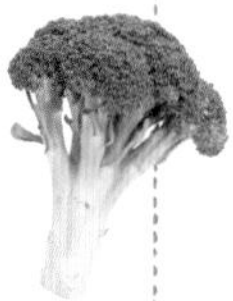

●材料（2人分）

キャベツ……200g
ブロッコリー……80g
オリーブ油……大さじ1
にんにく（つぶす）……1かけ分
赤とうがらし……1本
塩、こしょう……各適量

●作り方

1 キャベツはざく切りにし、ブロッコリーは小房に分け、塩ゆでにして水気をきる。
2 フライパンにオリーブ油、にんにく、とうがらしを入れて弱火にかけ、香りが立ったら、1を加えてさっと炒める。
3 塩、こしょうで味をととのえる。

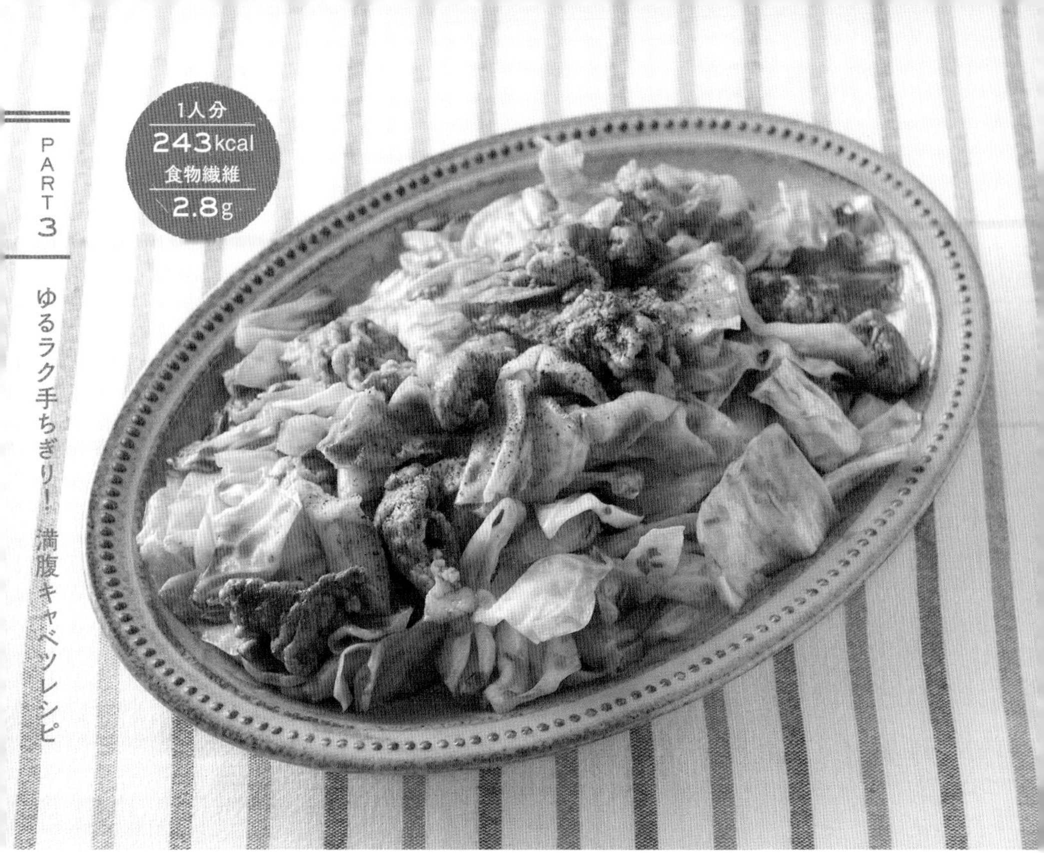

キャベツと豚の ピリ辛ケチャップ炒め

見るからに辛そうな炒め物だけど
実はケチャップのほのかな甘みがいい

POINT

ケチャップにはリコピン

旬のトマトを濃縮して作ったトマトケチャップには、トマトの有効成分、リコピンがたっぷり。

●材料（2人分）

キャベツ……1/4個（250g）
豚こま切れ肉……120g
しょうが……1/2かけ
サラダ油……大さじ1
豆板醤……小さじ1
トマトケチャップ……大さじ3
塩、こしょう……各少々

●作り方

1 キャベツは3～4㎝四方に切る。しょうがはみじん切りに。豚肉は一口大に切る。

2 フライパンにサラダ油、しょうが、豆板醤を入れて火にかけ、香りが立ったら豚肉を炒める。

3 肉に火が通ったら、キャベツを加えてさっと炒め、ケチャップを加えて炒め合わせ、塩、こしょうで味をととのえる。

＼たっぷりキャベツにかけたり、あえたり／

手作りシーズニングミックス

野菜を手軽においしくしてくれるシーズニングミックスを手作り。
香りとうまみでキャベツがモリモリ食べられる。

● 材料（2人分）

キャベツ……1/4個（250g）

シーズニングパウダー……２人分

● 食べ方

ちぎったキャベツまたは湯通しキャベツをボウルに入れ、分量のシーズニングパウダーを振ってさっくりと混ぜる。

※器に盛ったキャベツにシーズニングパウダーをかけ、混ぜて食べてもいい。

刺激とうまみが止まらない

鶏ガラ山椒味

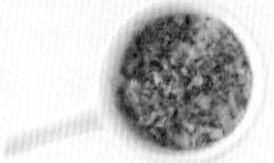

● 材料（2人分）

鶏ガラスープの素……小さじ1/2

ガーリックパウダー……小さじ1/2

いり白ごま……大さじ１

粉山椒……３～４振り

1人分 36kcal

ガーリックと粉チーズはテッパン

チーズ＆ガーリック味

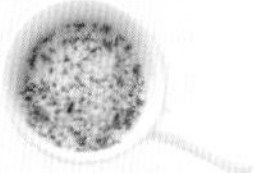

● 材料（2人分）

ガーリックパウダー……小さじ1/2

粉チーズ……大さじ１

ドライバジル……小さじ１

塩……小さじ1/8

1人分 24kcal

何にでも合うオールマイティ

パプリカコンソメ味

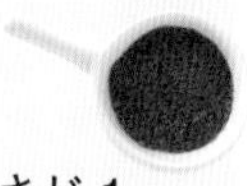

● 材料（2人分）

パプリカパウダー……小さじ１

コンソメスープの素……小さじ１

塩、粗びき黒こしょう……各少々

1人分 7kcal

カレーとハーブはみんな大好き

カレーチーズ味

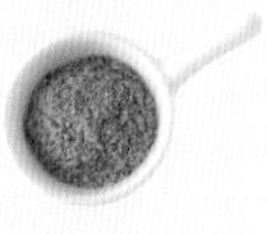

● 材料（2人分）

カレー粉……小さじ１

粉チーズ……大さじ１

ハーブソルト……小さじ1/2

こしょう……少々

1人分 22kcal

おっと大人味の和テイスト

ピリ辛和風味

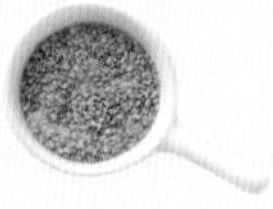

● 材料（2人分）

青のり……小さじ１

削り節……1.5g

七味とうがらし……３～４振り

塩……小さじ1/8

こしょう……少々

1人分 5kcal

ざくざく生キャベツにかけてもよし。湯通しキャベツをあえても爆食！

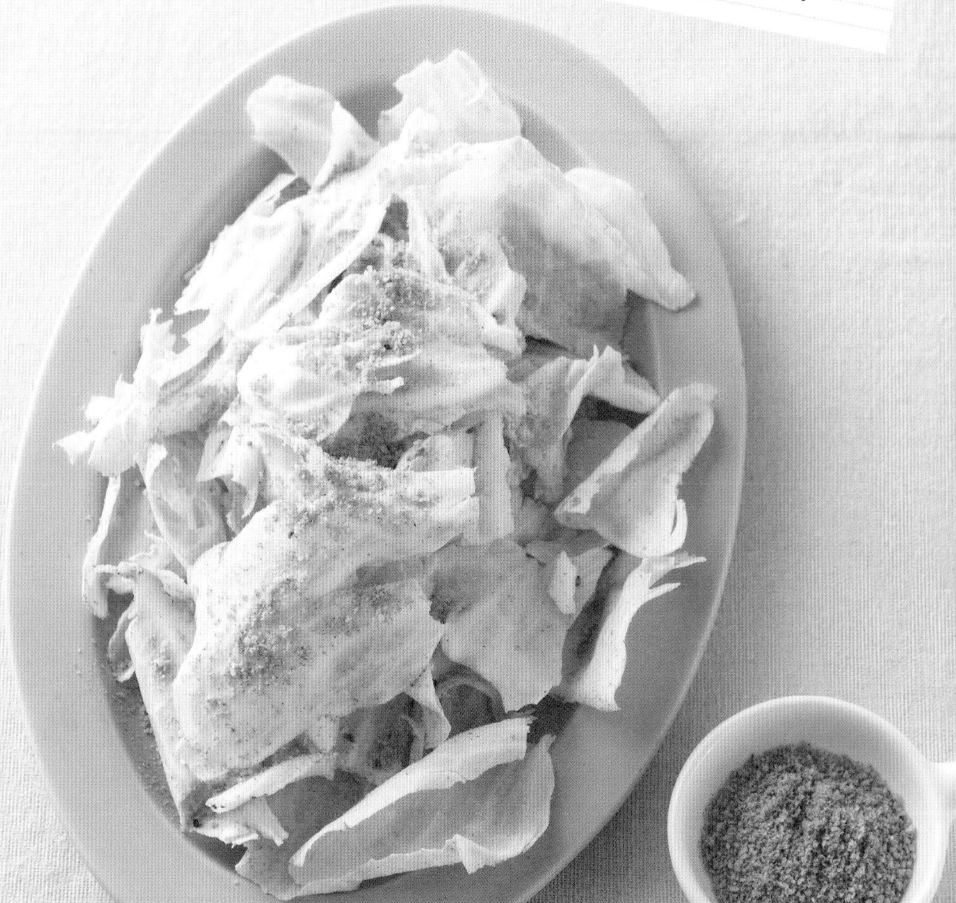

POINT

シーズニングミックス活用法

ここではキャベツに好相性のシーズニングミックスを紹介しましたが、レタスやブロッコリーなどにもぴったり。まとめて作っておいても数日は保存できる。

キャベツ
1人分
29kcal
食物繊維
2.3g
＋シーズニングミックス分

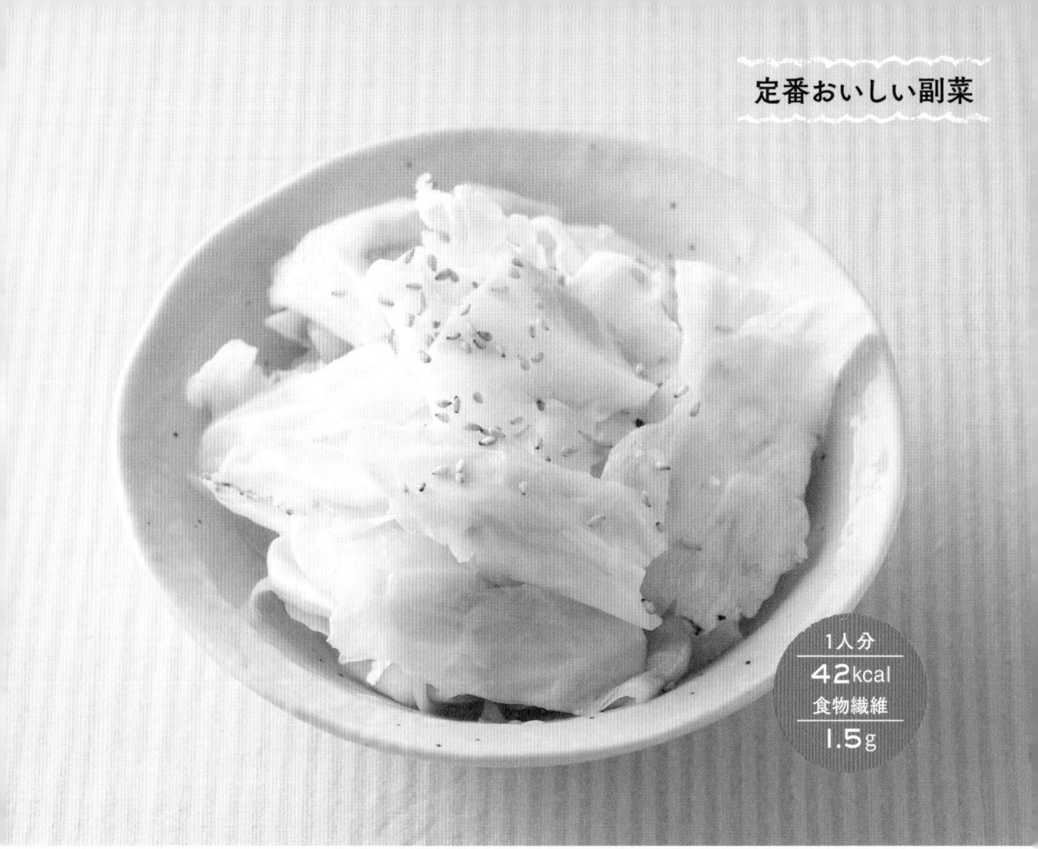

湯通しキャベツのナムル

ごま油の風味とごまの香ばしさが
たまらない！ 野菜のシンプル副菜

●材料（2人分）

キャベツ……150g
塩……小さじ1/6
ごま油……小さじ1
いり白ごま……小さじ1

●作り方

1 キャベツは大きめにちぎり、さっとゆで、ざるに上げて湯をきる。
2 1に塩、ごま油を混ぜ、器に盛ってごまを振る。

POINT

ごまはすごい

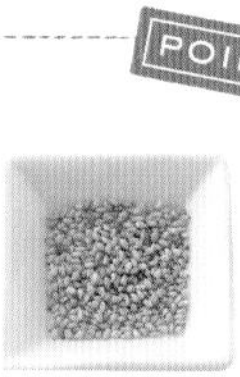

ごまの栄養素ゴマリグナンの代表がセサミン。細胞の老化を招く活性酸素を撃退する。ごま油にもたっぷり含まれ、香ばしい香りが淡白なキャベツの味を引き立てる。ごまは固い殻で包まれ、吸収されにくいので、すりつぶしてもいい。

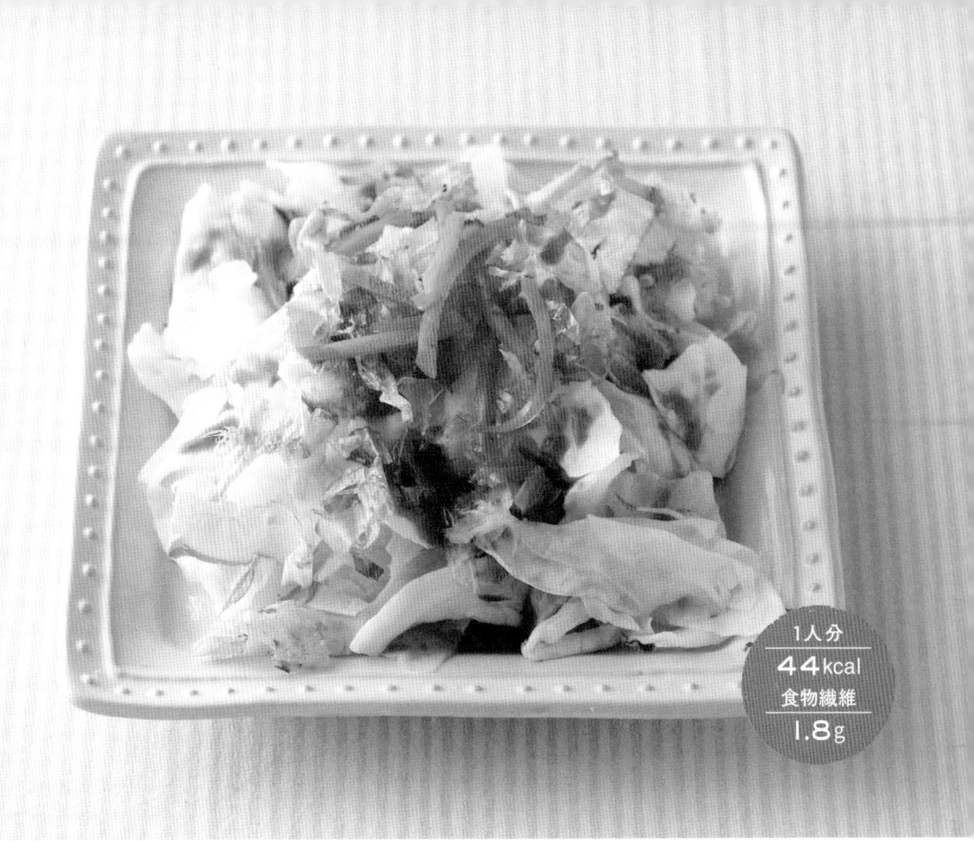

湯通しキャベツのソースあえ

ソースであえた湯通しキャベツは
定番トッピングでまるで焼きそば！

●材料（2人分）

湯通しキャベツ……150g
中濃ソース……30g
削り節……２g
桜えび……大さじ１（３g）
紅しょうが……15g

●作り方

1 キャベツは大きめにちぎり、さっとゆで、ざるに上げて湯をきる。
2 1を器に盛り、ソースをかけ、削り節、桜えびをのせて紅しょうがを散らす。

POINT

桜えびのアスタキサンチン

日持ちするのでストックしたい桜えび。ピンク色はアスタキサンチン。抗酸化成分で目にもいい。

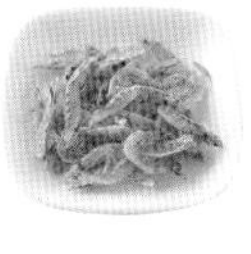

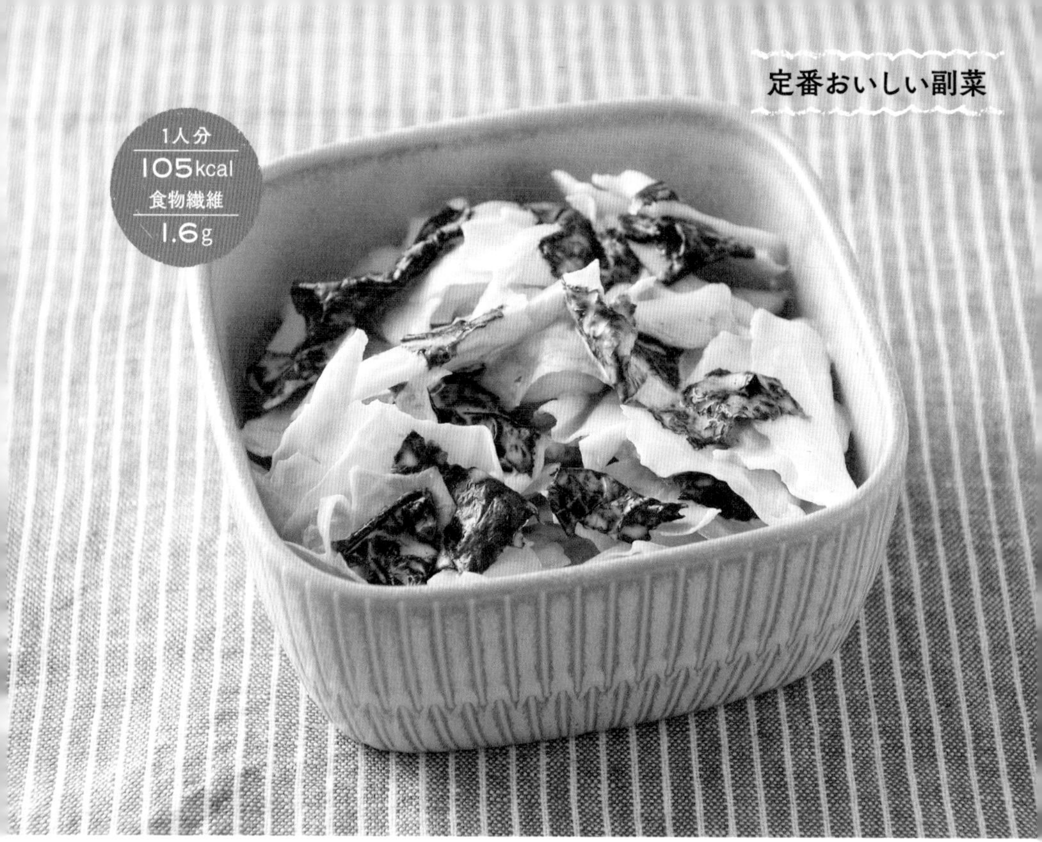

1人分
105kcal
食物繊維
1.6g

キャベツののりマヨ

これだけ？という材料なのに美味。
のりの風味がキャベツを和風に

●材料（2人分）

キャベツ……120g
焼きのり（全形）……1枚
A ｜ポン酢しょうゆ……大さじ1
　｜マヨネーズ……大さじ2

●作り方

キャベツは洗ってちぎり、Aとちぎったのりを混ぜる。

POINT

のりはミネラルたっぷり

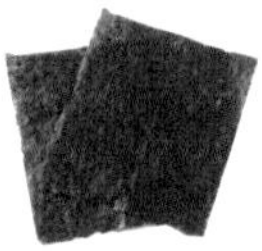

カルシウムや鉄などのミネラルが豊富で、食物繊維もたっぷりなのり。ほのかな磯の香りが食欲を促すので、キャベツのような淡白な食材に変化をつけるメリットがある。

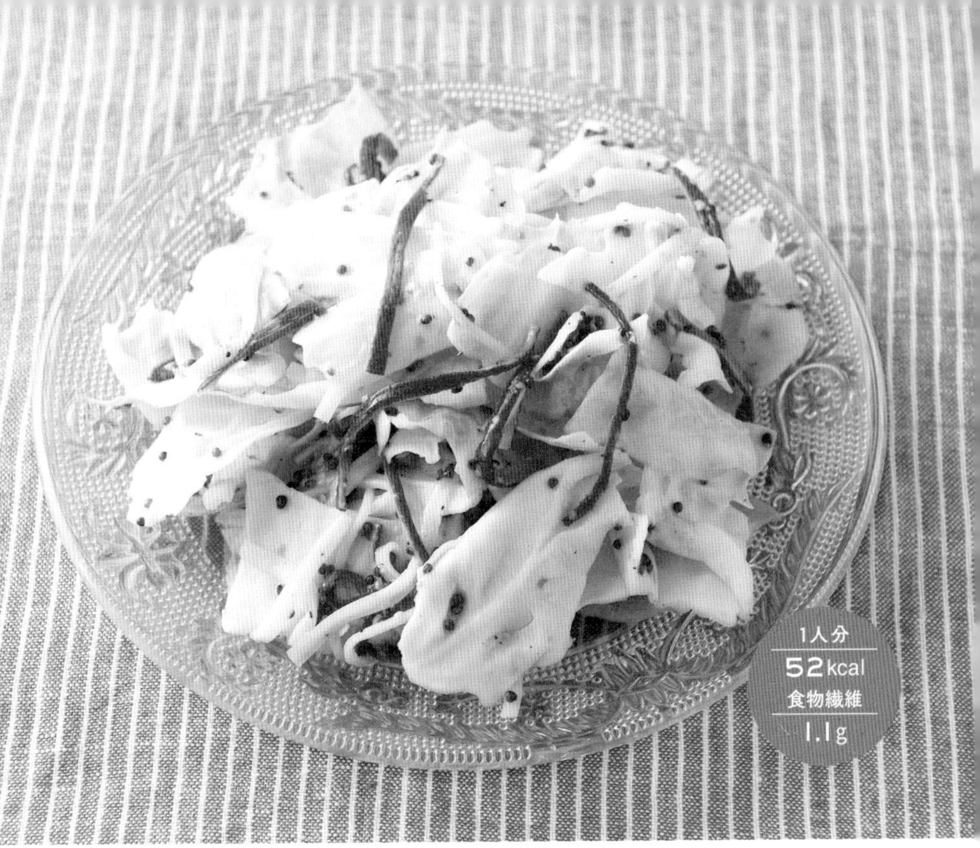

キャベツとかにかまのマスタードあえ

マスタードの香りと辛みがいい。
さっぱりとして食べやすい副菜に

●材料（2人分）

キャベツ……120g
かに風味かまぼこ……２本
A｜粒マスタード……大さじ１
　｜レモン汁、はちみつ
　｜　……各小さじ１
塩、こしょう……各少々

●作り方

1 キャベツはちぎり、かにかまは細く裂く。Aはよく混ぜる。

2 ボウルに1を入れてさっくりとあえ、塩、こしょうで味をととのえる。

POINT

かにかまはたんぱく源

おなじみのかにかまは、魚のすり身で作る練り物の一種。良質な動物性たんぱく源なのでおすすめ食材。

作りおきキャベツde

ポリ袋でかんたん浅漬け

野菜をたっぷり食べられる手軽な調理法が浅漬け。
ポリ袋に入れて軽くもみ、少しおくだけ！

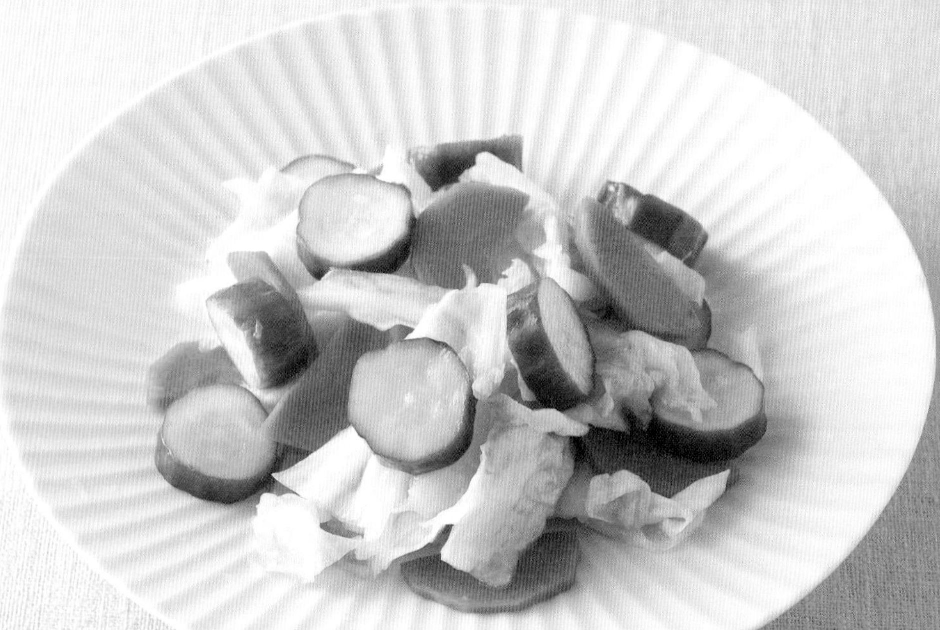

にんじんときゅうりを合わせた
塩だけで漬ける定番！
野菜から出る水分で不思議においしい。

1人分
33kcal
食物繊維
2.5g

基本の浅漬け

●材料（2人分）

キャベツ……150g　きゅうり……1本
にんじん……50g　塩……6g（野菜の総量の2％）

●作り方

1

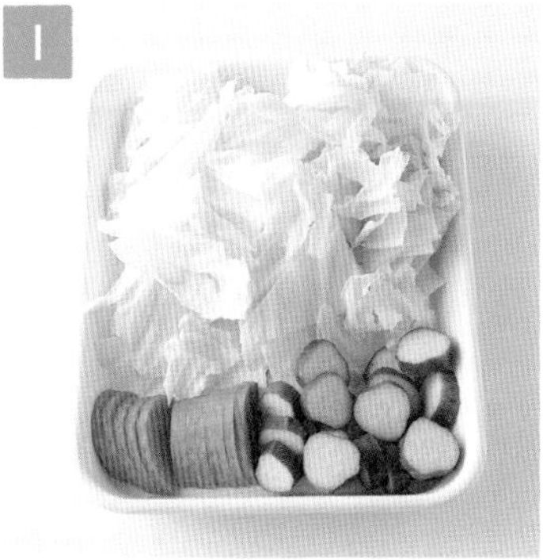

切る

キャベツはざく切り、にんじんは3㎜厚さの半月切り、きゅうりは1㎝厚さの輪切りにする。

2

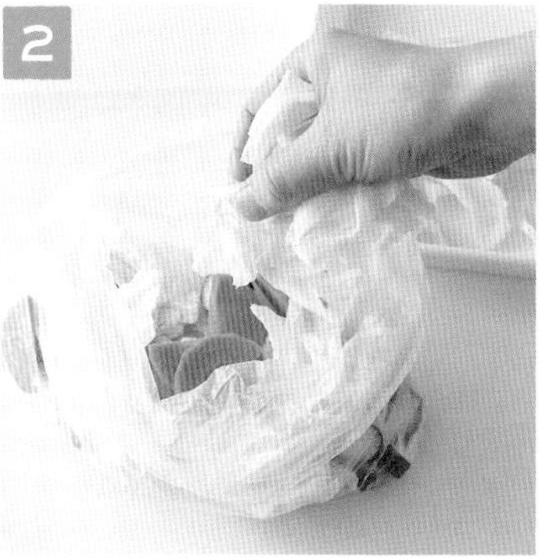

袋に入れる

1をポリ袋に入れる。

3

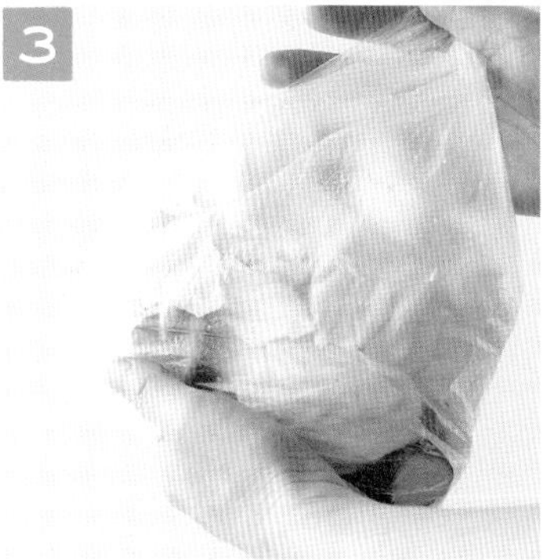

軽くもむ

2に塩を加え、袋に空気を入れたまま振ってなじませ、外側から手でもむ。

4

保存
冷蔵室で
2日間

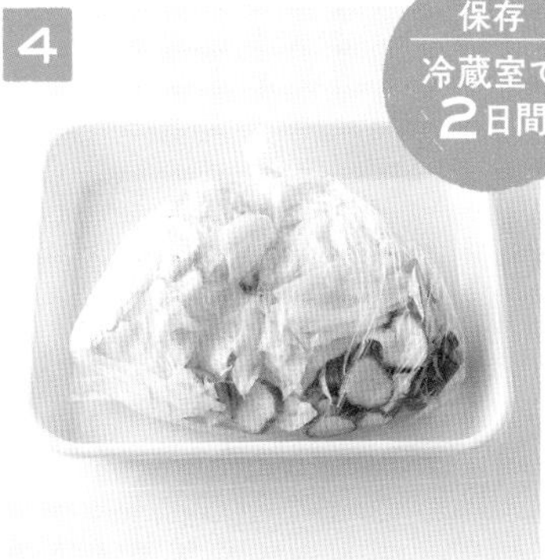

漬ける

空気を抜いて口を閉じ、冷蔵室に入れて2～3時間おく。重しをのせると早く漬かる。

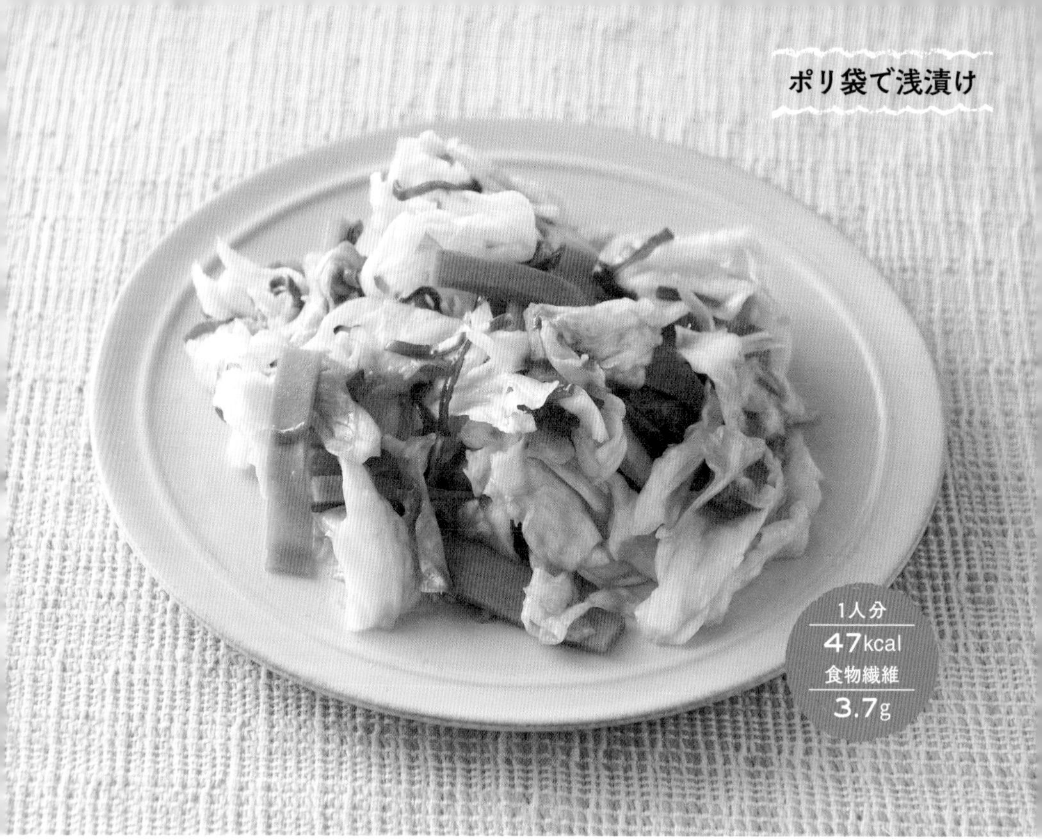

ミックス塩昆布漬け

キャベツと好相性の塩昆布を一緒に漬けるとしんなりおいしい

●材料（2人分）

キャベツ……200g
にんじん……100g
塩……小さじ1
塩昆布……10g

●作り方

1 キャベツはざく切り、にんじんは短冊切りにしてポリ袋に入れ、塩を振ってもむ。

2 1の水気をしぼり、塩昆布を混ぜて1時間おく。

POINT

にんじんのβ-カロテン

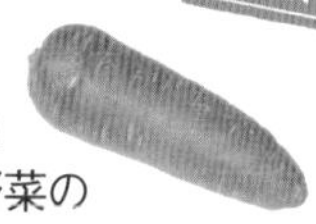

にんじんのオレンジ色はβ-カロテンというカロテノイド。淡色野菜のキャベツと好相性の緑黄色野菜。食感を合わせて薄い短冊切りに。

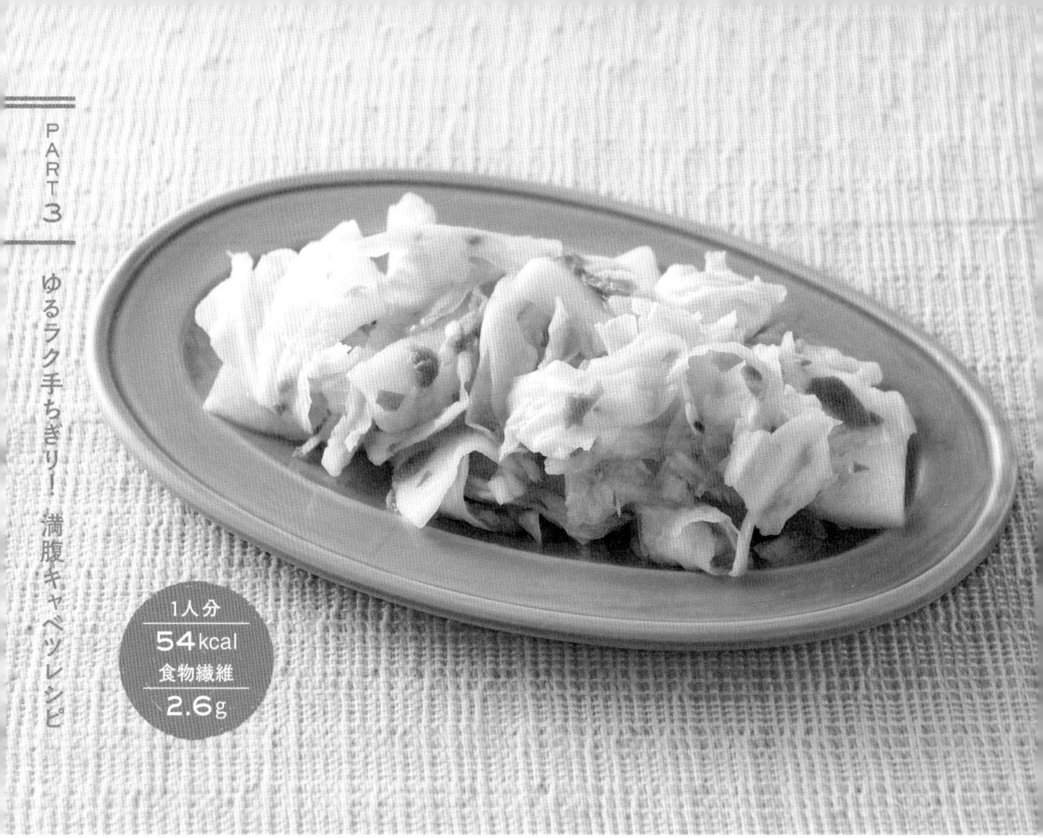

梅甘酢漬け

漬け物の定番素材、大根と合わせ、
梅の酸味で和テイストな箸休め

●材料（2人分）

キャベツ……150g
大根……150g
A 梅肉……20g
　酢……大さじ2
　砂糖……大さじ1
　塩……小さじ1/2

※梅肉は梅干しの種を取って包丁で細かくたたく。

●作り方

1 キャベツはざく切り、大根は薄いいちょう切りにする。

2 1をポリ袋に入れ、Aを加えて混ぜ、口を閉じて冷蔵室で1～2時間漬ける。

POINT

梅肉は作りおきしても

梅干しの種を取って包丁で細かくたたけば無添加梅肉に。多めに作って冷蔵室で保存。数日は大丈夫。

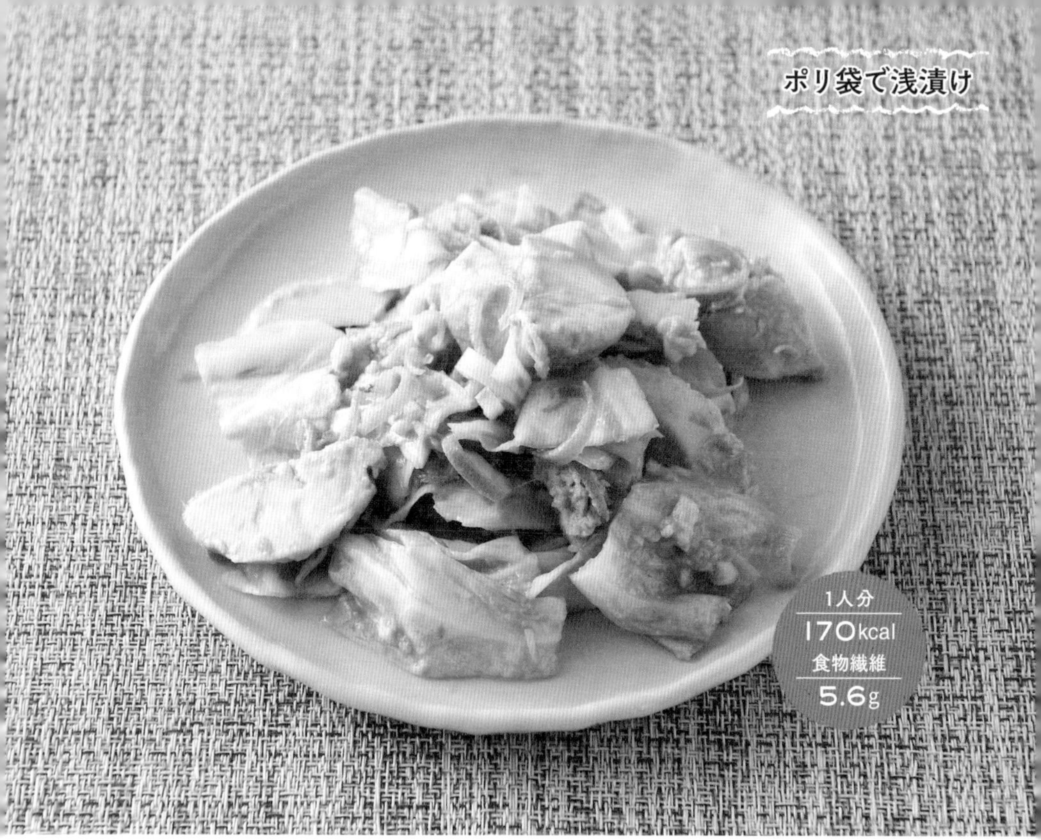

キャベツとアボカドの薬味ポン酢漬け

意外な組み合わせだけれど
試してほしいおいしさと栄養

●材料（2人分）

キャベツ……150g
アボカド……1個
みょうが……2本
A　おろししょうが
　　……1かけ分
　ポン酢しょうゆ
　　……大さじ3
　塩……小さじ1/4

●作り方

1 キャベツはざく切り、みょうがは小口切りにする。アボカドは縦にぐるりと包丁を入れ、半分に切って皮と種を取り、1cm厚さに切る。

2 ポリ袋に1とAを入れて混ぜ、30分ほど漬ける。

POINT

アボカドの栄養

森のバターといわれるアボカドは、果物なのに脂質やビタミンE、食物繊維、葉酸なども豊富。キャベツと組み合わせるとバランスがいい。香味野菜で和風に。

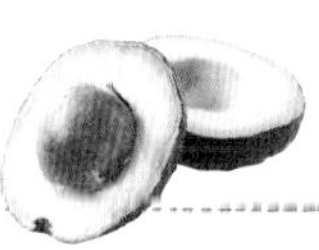

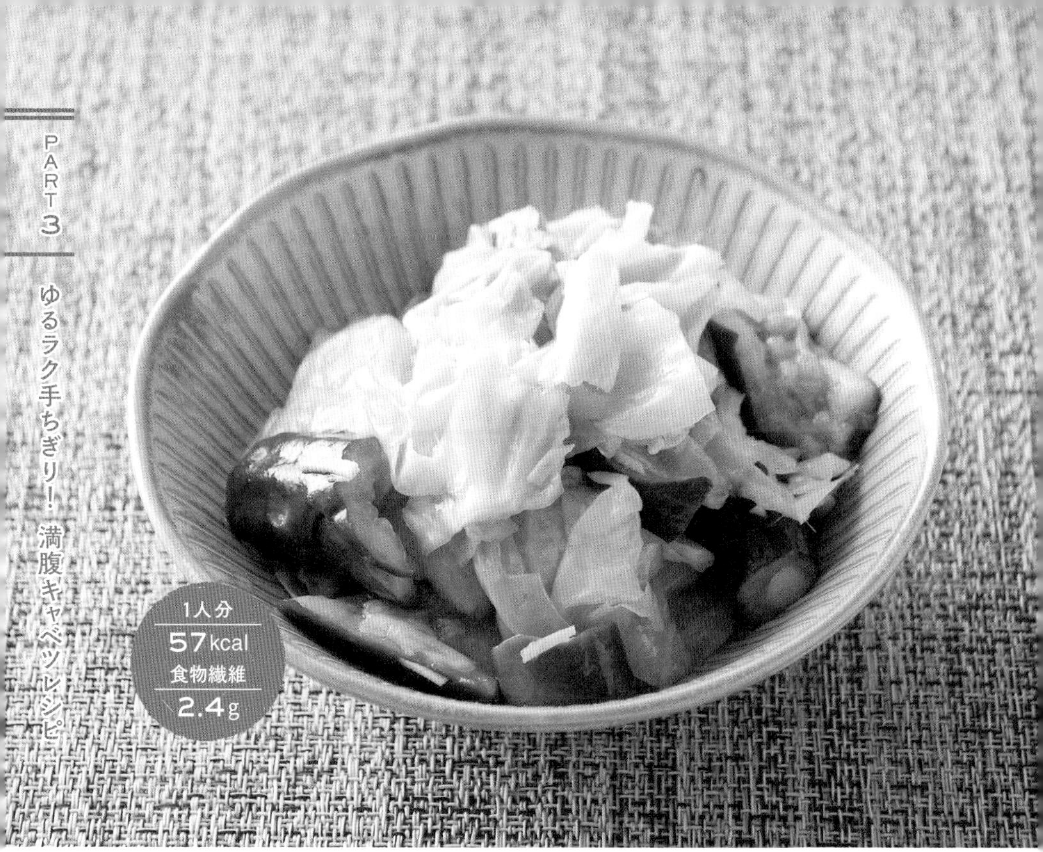

しょうがじょうゆ漬け

低カロリーのきゅうりと合わせ、
しょうがとごま油で味をサポート

材料（2人分）

キャベツ……200g
きゅうり……１本
塩……小さじ1/2
A しょうがのせん切り……１かけ分
しょうゆ……小さじ２
ごま油……小さじ１
砂糖……小さじ1/2

作り方

1 キャベツはざく切りにし、きゅうりはめん棒などでたたいてひと口大に割る。
2 1をポリ袋に入れ、塩を加えてもむ。
3 Aを加えて混ぜ、2～3時間漬ける。

POINT
きゅうりはすごい
水分だけで低カロリーといわれるが、歯ごたえによる満足感に加え、カリウムやビタミンCも豊富なヘルシー野菜。

まるごとキャベツの担々チーズ鍋

鍋ごとどーんと食卓に出したい。
大満足なのにヘルシーな鍋

●材料（２～３人分）

キャベツ……１個（1kg）
合いびき肉……200g
ピザ用チーズ……80g

A
鶏ガラスープの素……大さじ１と1/2
水……５カップ

B
おろししょうが……１かけ分
砂糖、みそ……各大さじ１
しょうゆ、豆板醤……各小さじ１

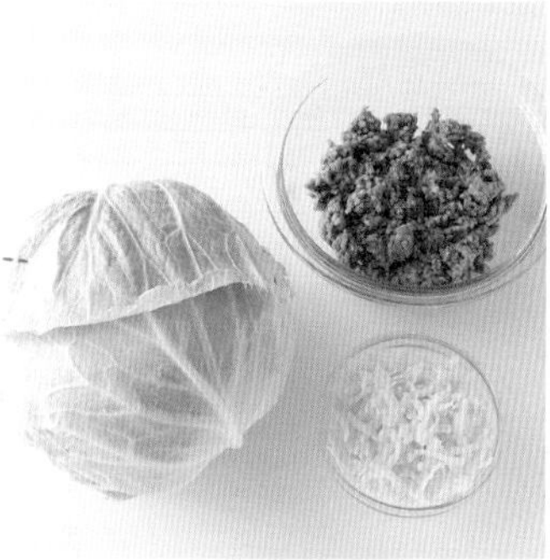

そぼろが味つけの材料に。溶けるチーズでコクをプラス。

●作り方

1 キャベツは４等分に切って鍋に入れる。

2 1にAを加えてふたをし、火にかけてコトコトと煮えるくらいの火加減で30～40分煮る。

3 耐熱ボウルにひき肉とBを入れて混ぜ、ラップをかけて電子レンジで２分加熱し、一度取り出してほぐすようにして混ぜ、再度ラップをかけて１～２分加熱し、そぼろを作る。

4 2のふたを開け、キャベツの上に3とチーズをのせ、チーズが溶けるまで数分煮る。

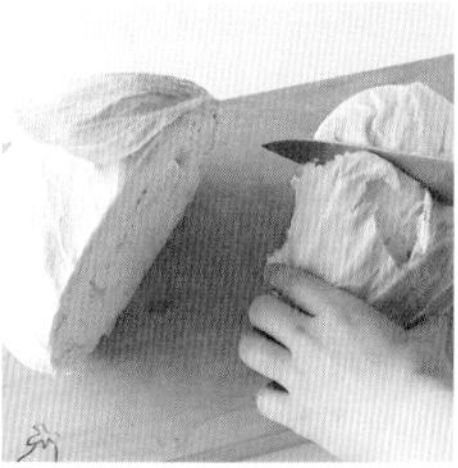

外葉を数枚はがしたら、まるごとドンと４等分するだけでOK。

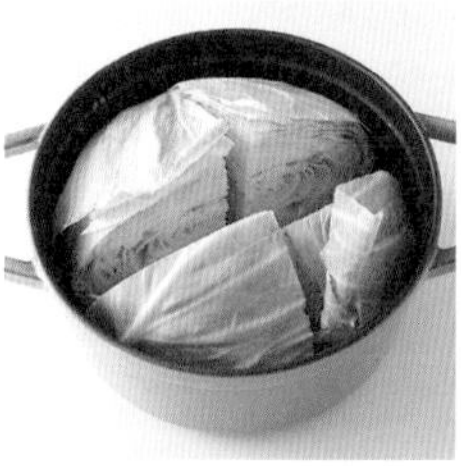

キャベツの大きさに合う鍋を使いたい。厚手の煮込み用ならコトコトやわらかく煮上がる。

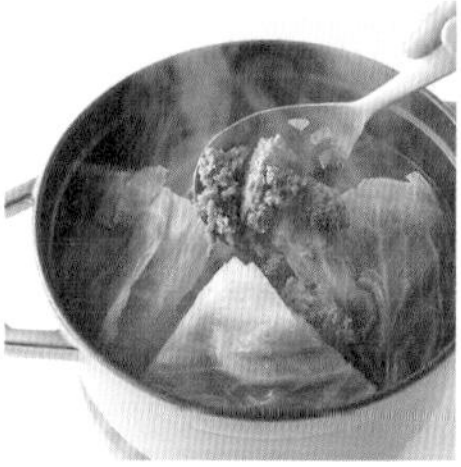

キャベツがやわらかく煮えたところへそぼろを入れて味をなじませる。

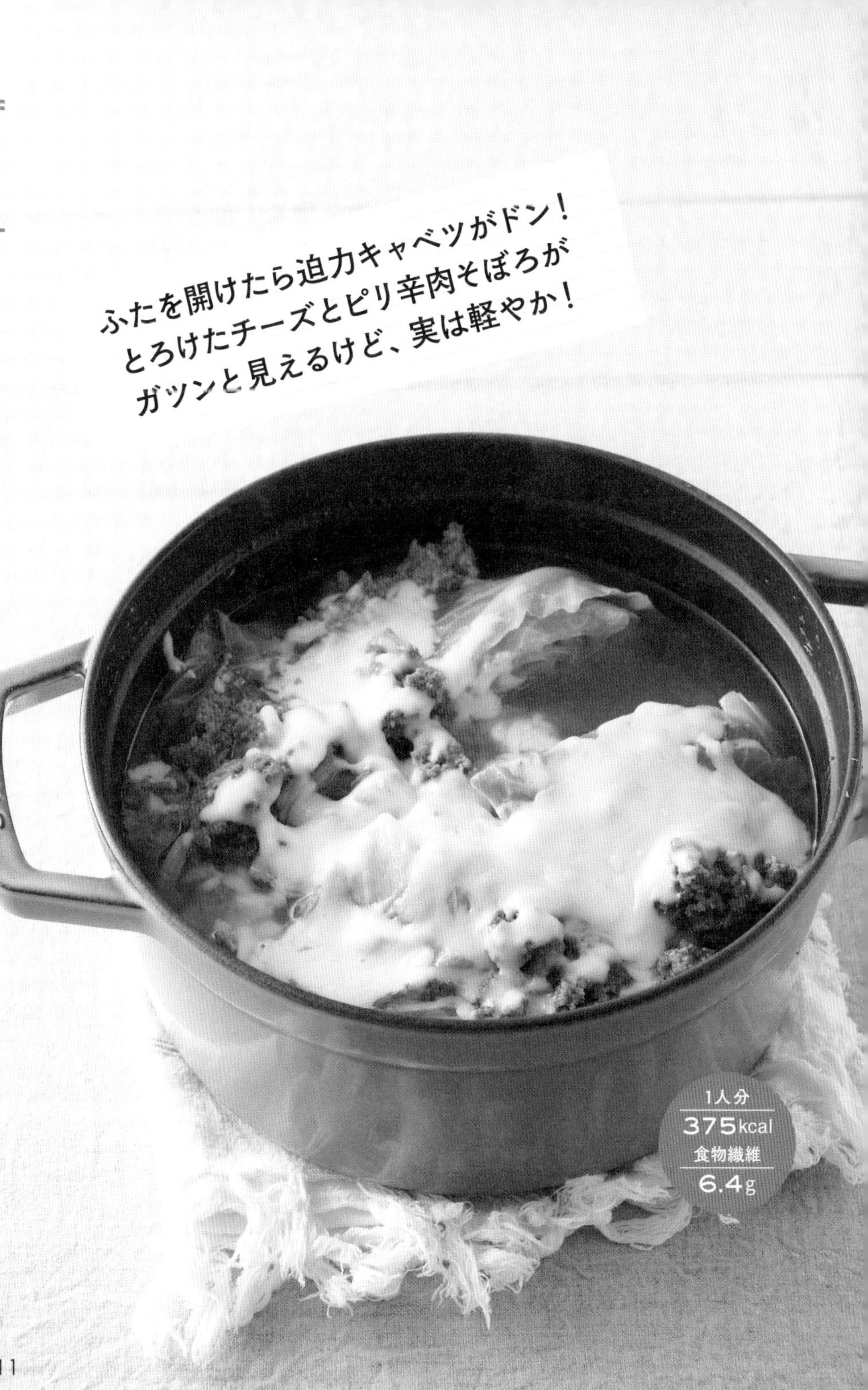

ふたを開けたら迫力キャベツがドン！
とろけたチーズとピリ辛肉そぼろが
ガツンと見えるけど、実は軽やか！

1人分
375kcal
食物繊維
6.4g

キャベツのグリル

一皿でキャベツ1個はすごいけど さっぱりグリルでいけてしまう

●材料（2～3人分）

キャベツ……1個（1kg）
ウインナーソーセージ……6本
ミニトマト……8～10個
ローズマリー（生）……小4本
オリーブ油……大さじ3
塩、こしょう……各適量
粉チーズ……大さじ1

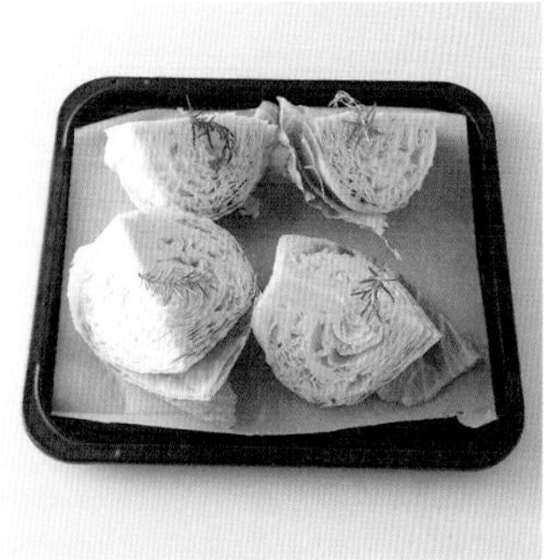

外葉を数枚はがしたら、キャベツを4等分に切って、オーブンへ。

●作り方

1 キャベツは4等分に切る。ソーセージは斜めに切り込みを入れ、ミニトマトはへたを取る。

2 オーブンの天板にオーブンペーパーを敷いてキャベツを並べ、ローズマリーをちぎってのせる。オリーブ油大さじ2を回しかけ、200度のオーブンで3分焼く。

3 ソーセージとミニトマトを2のすき間に並べ、さらに6～7分焼く。

4 器に盛り、塩、こしょう、粉チーズ、残りのオリーブ油を回しかける。

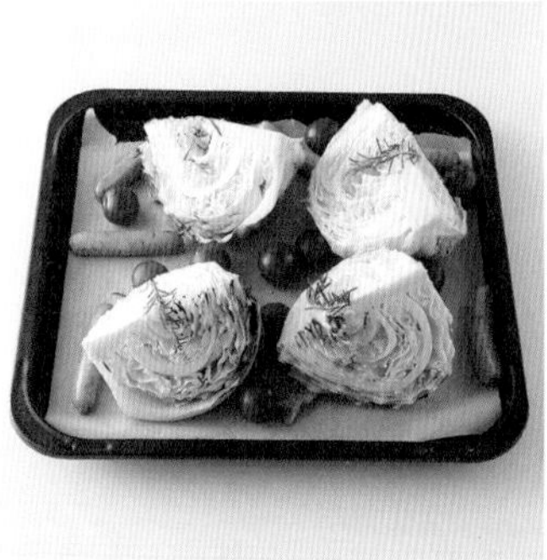

キャベツの中心まで火が通ったらすき間にソーセージとトマトを並べて再びオーブンへ。

POINT

ローズマリーは味変の王様

スーパーのハーブ売り場でも見かけるローズマリー。独特のさわやかな香りが食卓に変化をつけてくれる。じょうぶなので小さな苗をベランダで育てても。若返りのハーブの異名を持つ。

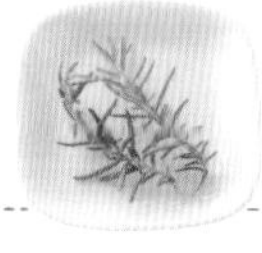

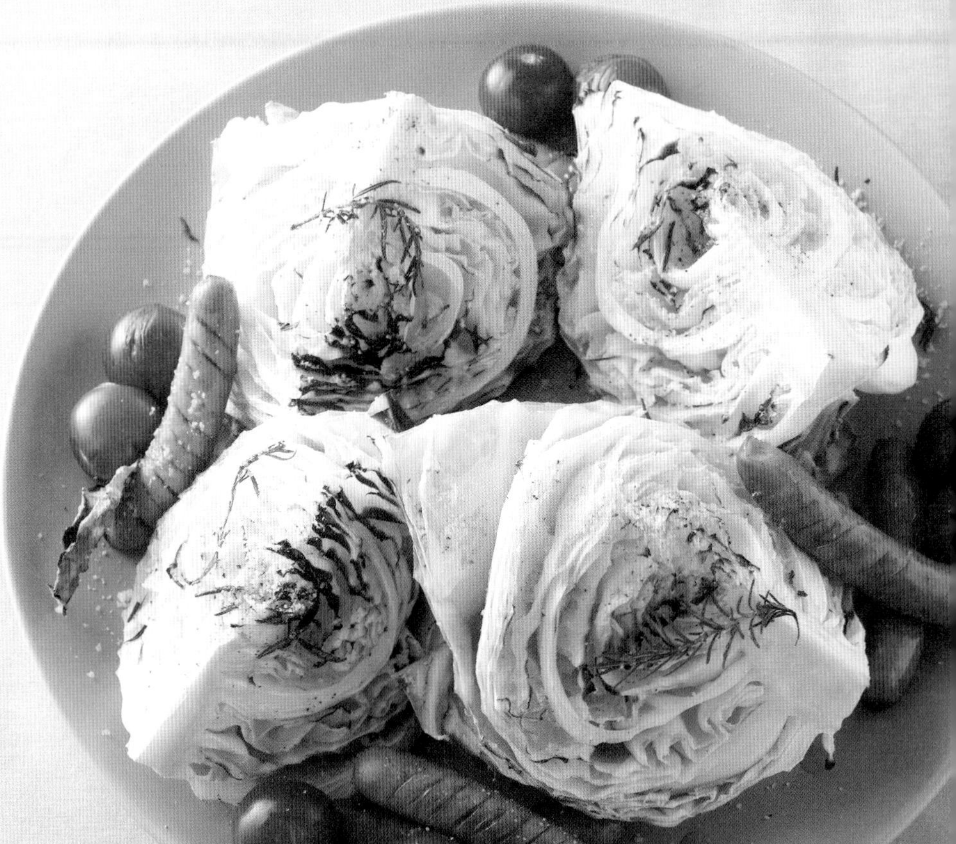

1人分
274kcal
食物繊維
6.5g

この華やかさと迫力なのに
キャベツとトマトが主役だから
ヘルシーで胃にもたれないごちそう！

COLUMN

キャベツが ガンガンいけるおかず！

肉のおかずで キャベツが進む！

キャベツといったらとんカツが思い浮かぶ人も多いでしょう。切っても切れない関係の料理です。明治時代に洋食店が考え出したとされていますが、今やとんカツにキャベツなしは考えられません。実は栄養面でもとても理にかなっています。キャベツのビタミンUの働きで、とんカツの油が胃にもたれるのを防ぎ、食物繊維は脂質の吸収を抑える働きも。

とんカツ最高！

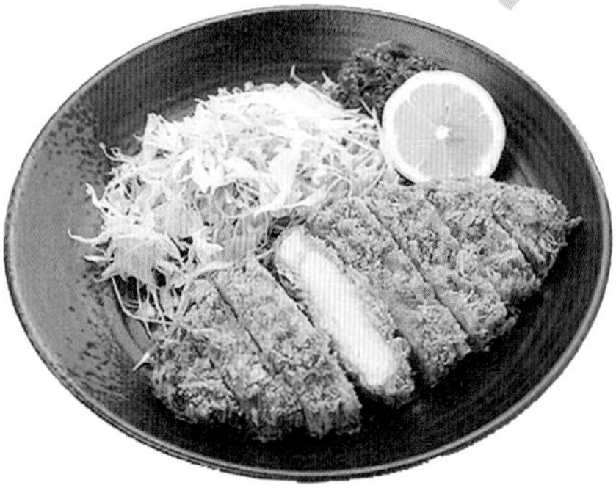

キャベツの消化酵素で もたれない！

しょうが焼きやポークソテーにせん切りキャベツが添えてあったり、ホットドッグにキャベツをはさむのも、とんカツと同じ理屈。逆に、淡白でそれだけでは飽きてしまうキャベツが、肉の味や脂肪で引き立てられ、たくさん食べられるメリットも。ロールキャベツはその代表。ハンバーグやメンチカツ、コロッケなどもキャベツ生活を支えます。量は控えめに！

しょうが焼きに合う〜！

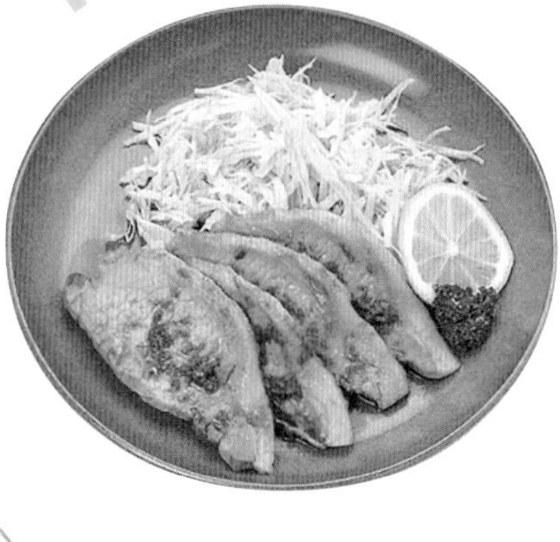

PART 4

健康食材あわせ技！無敵のキャベツレシピ

キャベツをおいしくする上に、健康効果もプラス！
そんな欲張りなレシピを8種類！
アレンジも自在だから、知らずに免疫力が上がります。

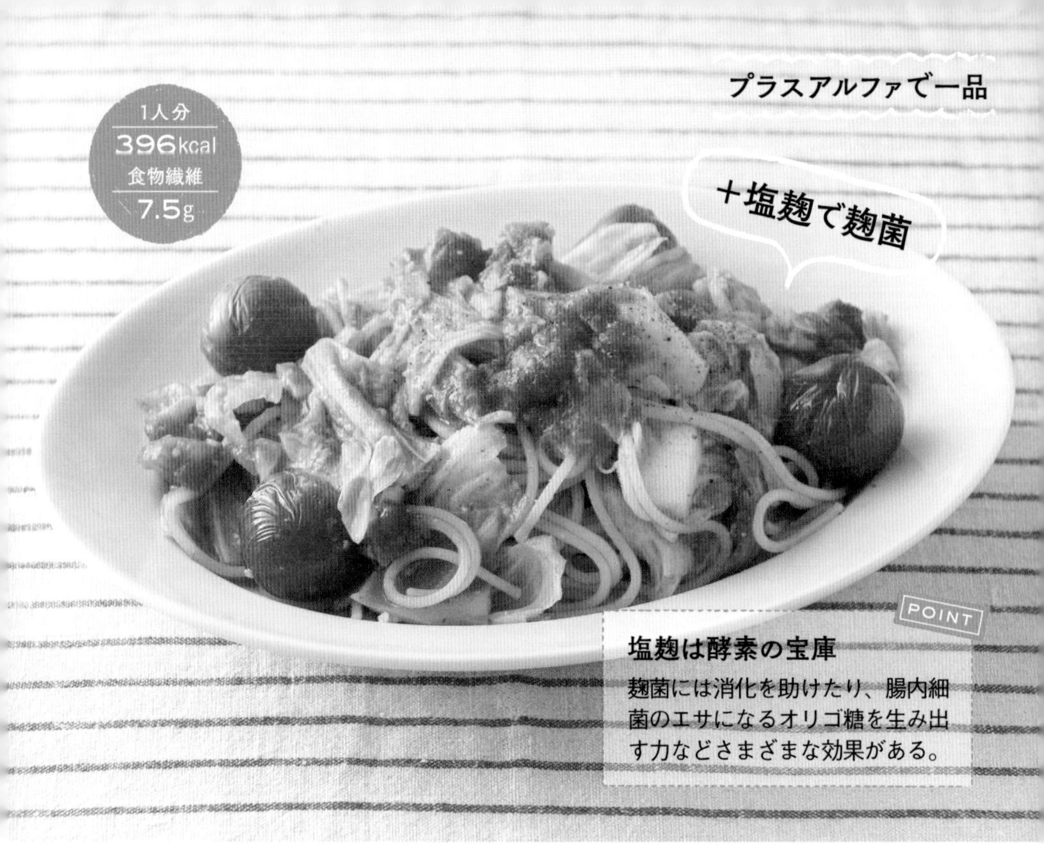

1人分
396kcal
食物繊維
7.5g

＋塩麹で麹菌

POINT
塩麹は酵素の宝庫
麹菌には消化を助けたり、腸内細菌のエサになるオリゴ糖を生み出す力などさまざまな効果がある。

たっぷりキャベツの塩麹トマトパスタ

麹に含まれる酵素には
消化や代謝を助ける働きがある

●材料（2人分）

キャベツ……250g
スパゲティ……120g
ミニトマト……8個
にんにく……1かけ
A｜トマト缶（果肉をつぶす）……300g
　｜水……3/4カップ
オリーブ油……大さじ1
塩麹……大さじ1と1/2
塩、こしょう……各適量

●作り方

1 キャベツはざく切りにする。ミニトマトはへたを取る。にんにくはみじん切りにする。
2 スパゲティは表示どおりにゆで、ゆで上がる5分前にキャベツを加えて一緒にゆでる。
3 フライパンにオリーブ油、にんにくを入れて火にかけ、香りが立ったらAを加えて軽く煮詰まるまで煮る。
4 塩麹とミニトマトを加えてさらに1～2分煮たら、汁気をきった2を加えてからめ、塩、こしょうで味をととのえる。

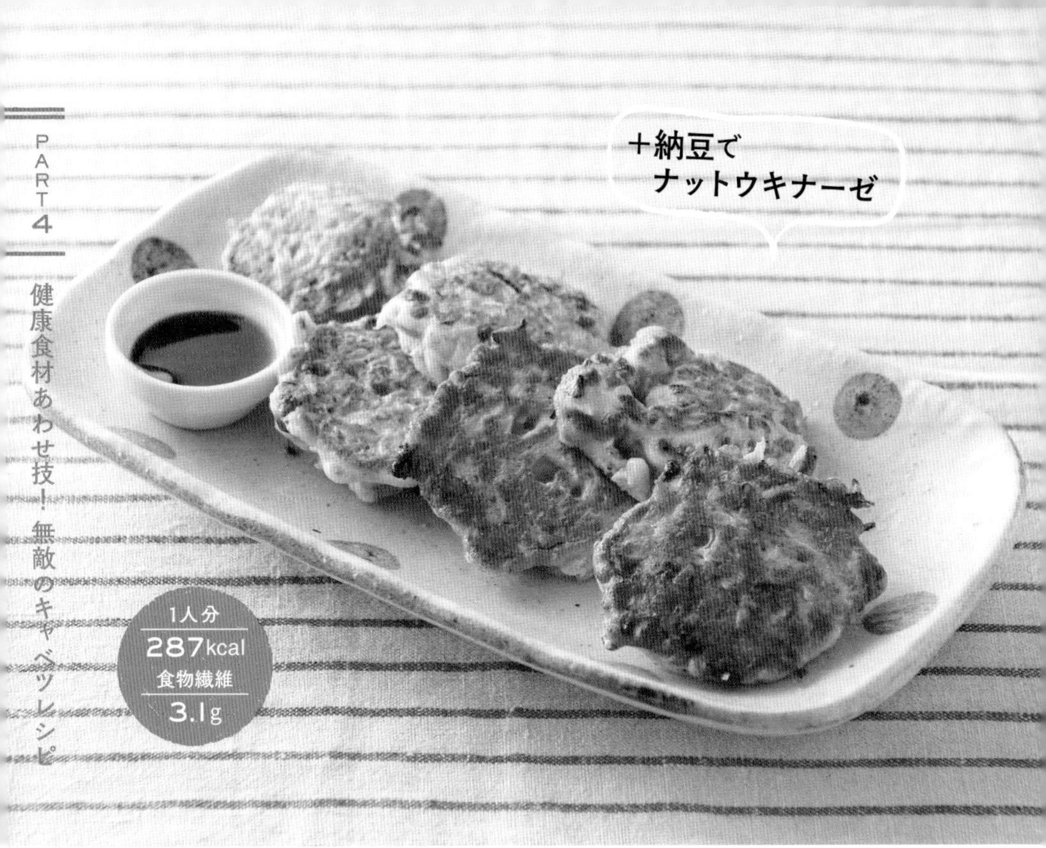

＋納豆で
ナットウキナーゼ
1人分
287kcal
食物繊維
3.1g

キャベツと納豆の落とし焼き

血液サラサラ効果のある納豆を
キャベツと合わせて血管を健康に

POINT

納豆の効果はいろいろ

ナットウキナーゼは血液を固まりにくくする。原料の大豆は良質な植物性たんぱく質。

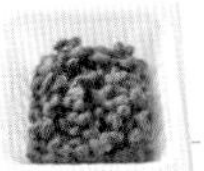

●材料（2人分）

キャベツ……120g
納豆……１パック（40g）
A　薄力粉……大さじ１
　溶き卵……２個分
　塩……少々
　いり白ごま……大さじ１
サラダ油……大さじ２
からし、しょうゆ……各適量

●作り方

1 キャベツはせん切りにし、ボウルに入れ、納豆とAを加えて混ぜる。

2 フライパンにサラダ油を熱し、1をスプーンで直径６～７㎝に落として焼く。

3 両面を焼いたら器に盛り、からしとしょうゆを添える。

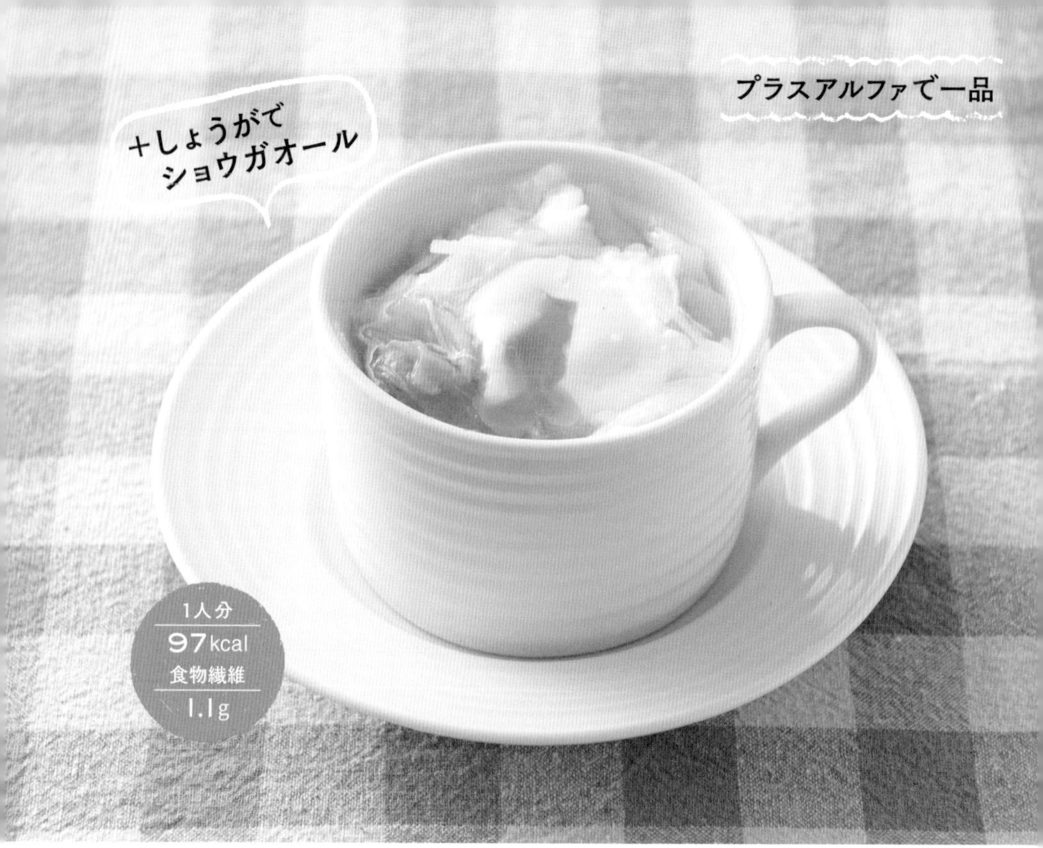
+しょうがで
ショウガオール
1人分
97kcal
食物繊維
1.1g

キャベツとしょうがの落とし卵スープ

しょうが味のポカポカスープに
完全栄養食卵を落として

POINT

ショウガオールでポカポカ

しょうがに含まれるジンゲロールが加熱でショウガオールになり、体を温めてくれる。

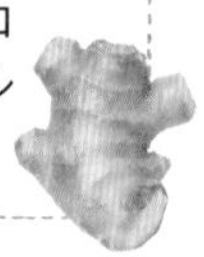

●材料（2人分）

キャベツ……120g
しょうが……1/2かけ
卵……2個
A　鶏ガラスープの素……大さじ1/2
　　水……2カップ
塩、こしょう……各適量

●作り方

1 しょうがをせん切りにして鍋に入れ、キャベツをちぎって加え、Aも加えて火にかける。

2 キャベツがしんなりしてきたら、卵を割り入れ、好みの固さになるまで煮て、塩、こしょうで味をととのえる。

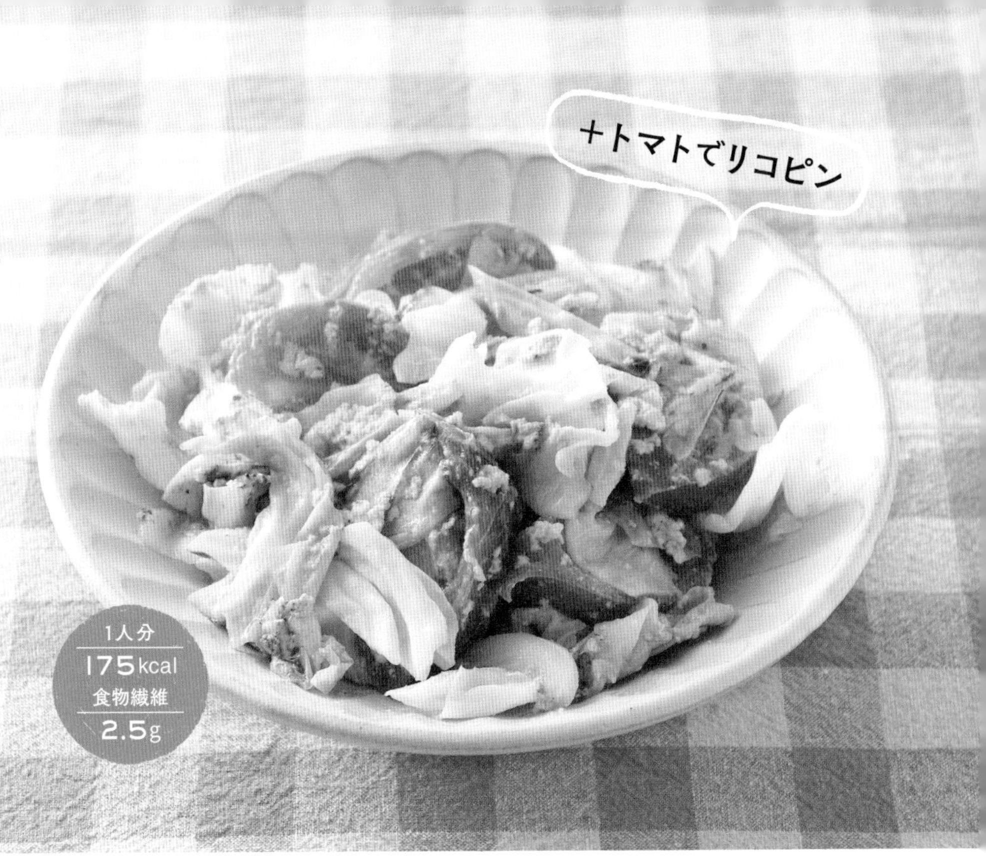
+トマトでリコピン
1人分
175kcal
食物繊維
2.5g

キャベツとトマトの卵炒め

炒めたトマトはうまみの宝庫。
キャベツにリコピン効果も追加

POINT

トマトの赤は抗酸化成分

赤い色素リコピンの活性酸素を抑える効果は抜群。赤いほど効果が高いので、熟したものを選んで。

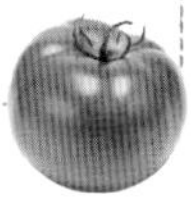

●材料（2人分）

キャベツ……170g
トマト……1個
卵……1個
しょうゆ……小さじ1
マヨネーズ、サラダ油……各大さじ1
塩、こしょう……各適量

●作り方

1 キャベツはざく切り、トマトはくし形に切る。

2 卵はボウルに溶きほぐし、しょうゆ、マヨネーズ、トマトを加えて混ぜる。

3 フライパンにサラダ油を熱し、キャベツをさっと炒め、2を加える。強火で炒め合わせ、塩、こしょうで味をととのえる。

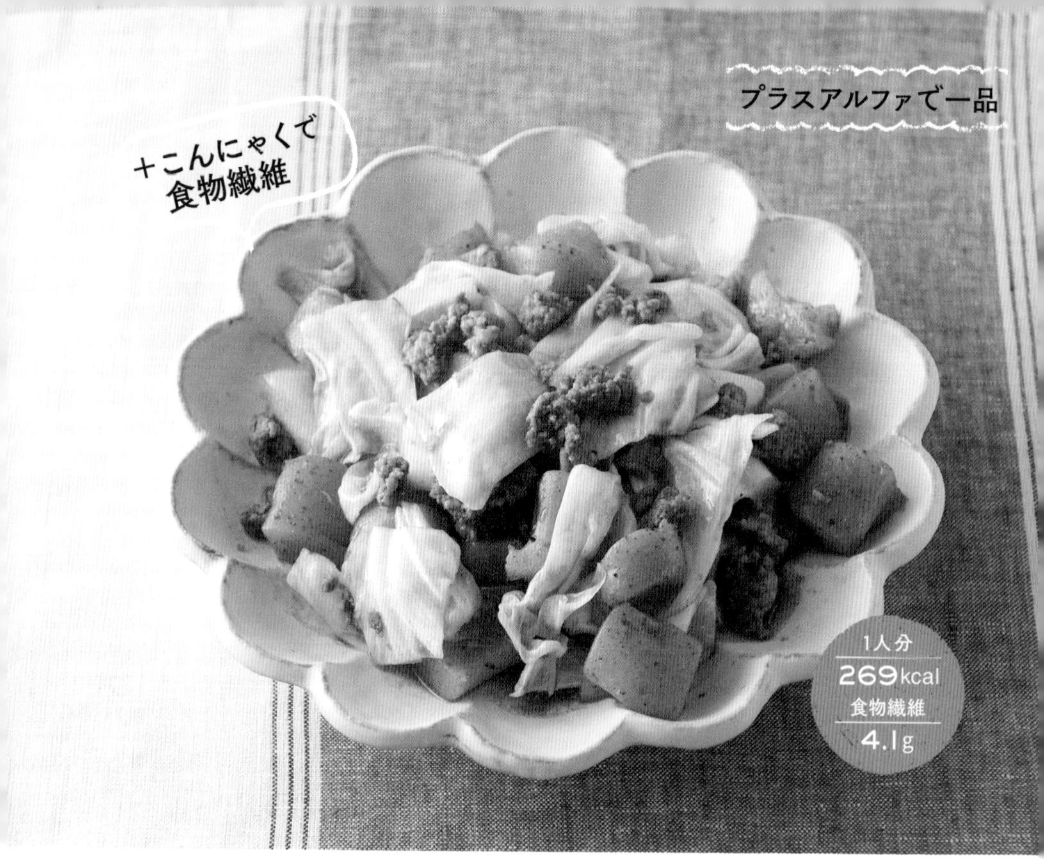
プラスアルファで一品
＋こんにゃくで
食物繊維
1人分
269kcal
食物繊維
4.1g

キャベツとこんにゃくの
コチュジャンそぼろ炒め

低カロリーなのにボリュームあり！
歯ごたえの違う3種の具で満足

POINT

こんにゃくの食物繊維

低カロリーでダイエットの味方。不溶性食物繊維が豊富で腸内もきれいに。

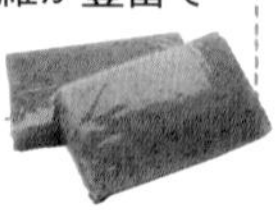

●材料（2人分）

キャベツ……200g
こんにゃく……200g
豚ひき肉……120g
にんにく、しょうが
……各1/2かけ
サラダ油……大さじ1
A コチュジャン……大さじ1
みりん……大さじ1
しょうゆ……大さじ1/2

●作り方

1 キャベツは4～5㎝四方に切る。こんにゃくはスプーンで食べやすい大きさにちぎる。
2 にんにく、しょうがはみじん切りにする。
3 フライパンにサラダ油と2を入れて火にかけ、香りが立ったら豚ひき肉を入れて炒める。
4 こんにゃくを加えて1～2分炒め、Aを加えてからキャベツを入れ、炒め合わせる。

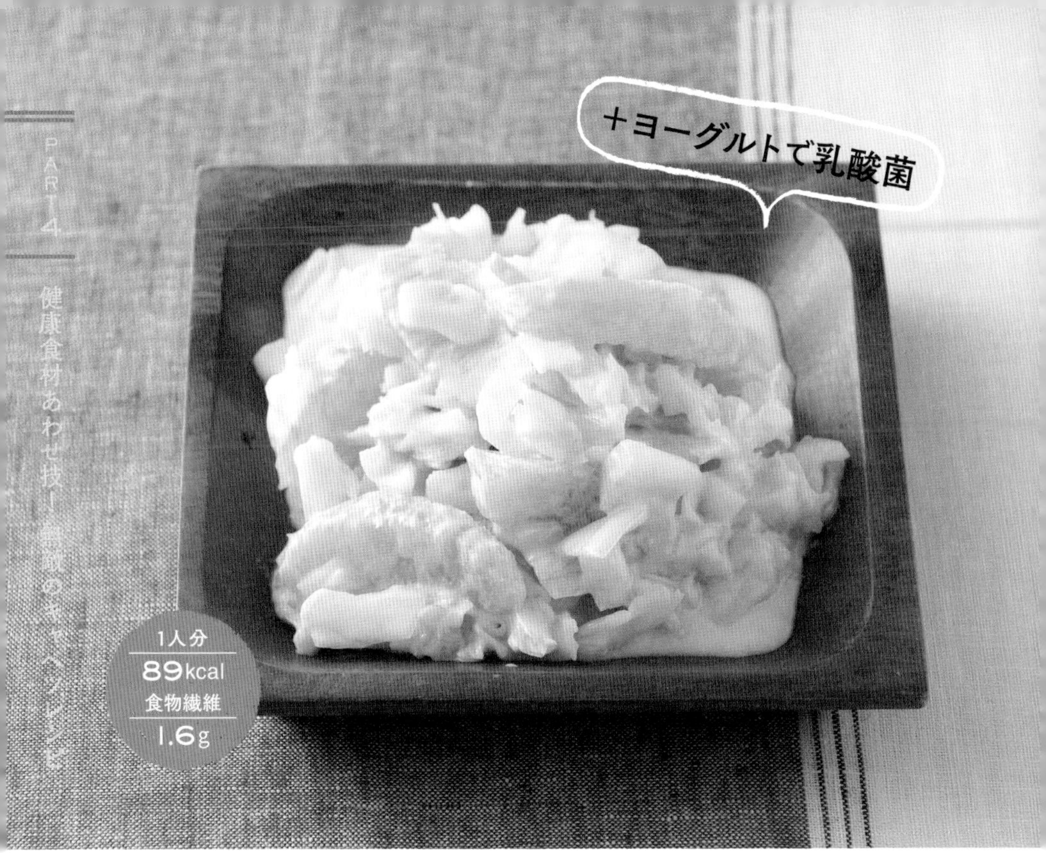
＋ヨーグルトで乳酸菌
1人分
89kcal
食物繊維
1.6g

キャベツとオレンジ ヨーグルトサラダ

**乳酸菌たっぷりのヨーグルトと
オレンジのリモネンでダイエット**

POINT

ヨーグルトの乳酸菌効果

腸内で善玉菌として働くヨーグルトの乳酸菌。生きたまま腸に届かなくても、腸内細菌を応援する力がある。体質に合うものを選んで。

●材料（2人分）

キャベツ……120g
オレンジ……1個（110g）
塩……小さじ1/3
A｜プレーンヨーグルト……80g
　｜きび糖、レモン汁、
　｜　オリーブ油……各小さじ1

●作り方

1 キャベツは色紙切りにして塩でもみ、水気をしぼる。
2 オレンジは皮をむき、果肉を取り出す。
3 ボウルに1と2を合わせ、Aであえる。

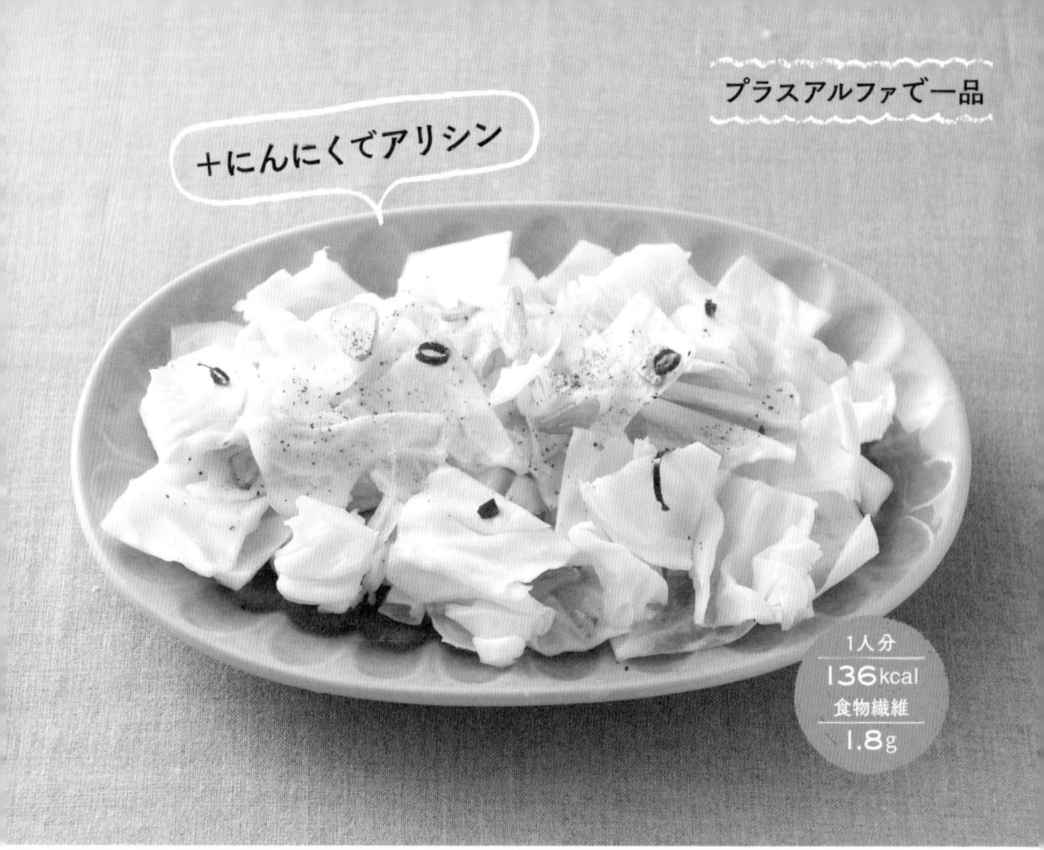
プラスアルファで一品
+にんにくでアリシン
1人分
136kcal
食物繊維
1.8g

にんにく うま塩キャベツ

おなじみスタミナ野菜にんにくは
がんを防ぐ効果もお墨付き

POINT

揚げにんにくの味と栄養

にんにくの有効成分アリシンは刺激が強いので、加熱して食べやすく！　油で揚げた香ばしい香りがキャベツによく合う。

●材料（2人分）

キャベツ……170g
鶏ガラスープの素……小さじ1/2
赤とうがらし（小口切り）
……1/2本分
にんにく……1かけ
サラダ油……大さじ2
塩、粗びき黒こしょう……各少々

●作り方

1 キャベツはざく切りにしてボウルに入れ、湯大さじ1/2で溶いたスープの素、塩を加える。
2 にんにくは薄切りにする。
3 フライパンにサラダ油、にんにく、とうがらしを入れて火にかけ、香りが立ったら1に加えて混ぜ合わせる。
4 器に盛り、黒こしょうを振る。

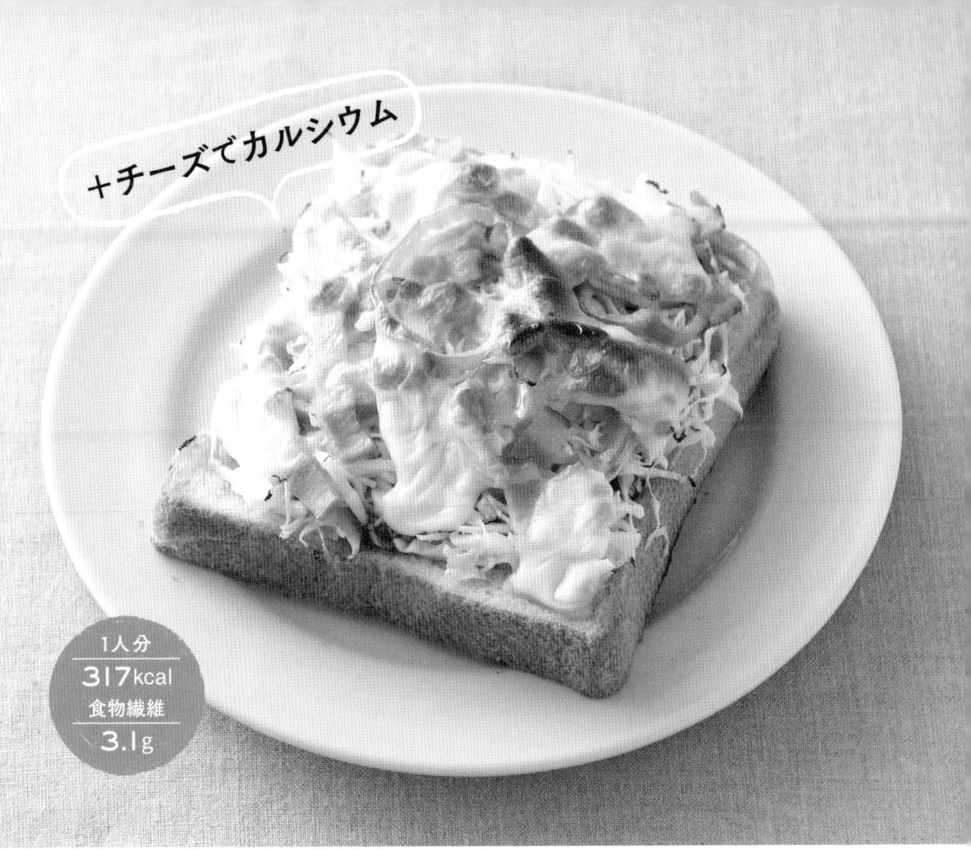
+チーズでカルシウム
1人分
317kcal
食物繊維
3.1g

キャベツ ピザトースト

ピザトーストはパンの炭水化物に野菜とチーズでバランス抜群

POINT

スライスチーズ1枚で

チーズはカルシウムたっぷりで骨粗鬆症予防にも。スライスチーズ1枚で1日の約1/6量が摂れる。

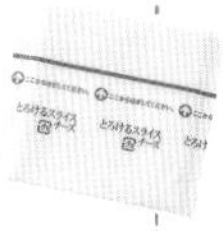

●材料（2人分）

キャベツ……120g
ベーコン……1枚
ピーマン……1個
食パン（6枚切り）……2枚
バター……適量
トマトケチャップ……大さじ2
溶けるスライスチーズ……2枚

●作り方

1 キャベツとベーコンは細切り、ピーマンは輪切りにする。

2 食パンにバター、ケチャップの順に塗り、1とちぎったチーズをのせ、オーブントースターでチーズが溶けて焼き色がつくまで焼く。

キャベツの Q&A

**キャベツを食べて健康的にやせたい！
健康効果は最大限に得たい。
キャベツのこと知りたい人へ、
素朴な疑問に著者が答えます。**

Q 外側と内側、どちらがいいの？

A 一般的に植物は日光に当たり、外敵に接する外側に抗酸化成分が多いのです。キャベツも同様、緑の濃い外葉のほうが栄養素は多め。でも固いのが苦手な人や洗わずに食べる時には、少し内側のほうがいい。好きなところをどうぞ！

Q 毎日どのくらい食べればいいの？

A 量に決まりはありません。理想は１日100g以上ですが、量に縛られるより、「キャベツを食べる」という習慣からスタート。１品で100gにならなくても、副菜と汁物を組み合わせたり、食前にキャベツをつまんだりで、案外楽勝です。

Q 加熱しても栄養は変わらない？

A イソチオシアネートやビタミンC、ビタミンU（キャベジン）は熱に弱い傾向があり、水に溶け出す成分も多いのですが、生では量が食べられないデメリットも。損失量を考えるより、習慣的に食べることのほうが大切。さっと湯通ししたり、煮込んだりしてたっぷり食べるのが好きならそれが一番。

Q キャベツの旬はいつ？

A 一般的なキャベツの旬は冬。でも、春先にはやわらかい春キャベツが出回り、生でもやわらかくておいしいし、夏から秋は高原キャベツが旬を迎え、フレッシュな生野菜が食卓へ。一年中新鮮なキャベツが手頃な価格で手に入るのはうれしいですね。その時々に出回るキャベツに合った食べ方で！

Q 食べ過ぎは心配ない？

A キャベツに食べ過ぎはありません。食べられる量のキャベツを食べているなら問題なし。たっぷり食べるのはおすすめです。ただし、ほかの食材をすべてやめてキャベツだけを食べ続けるのはＮＧです。肉や魚、卵などのたんぱく質と、控えめの炭水化物、緑黄色野菜もきちんと食べましょう。

Q 洗わなくても大丈夫？

A キャベツは内側が成長していく植物なので、内側には汚れも農薬もつきません。外葉を数枚はがせば基本的にはそのまま食べて大丈夫。外側の緑の葉は、さっと水洗いしましょう。虫食いなどが気になる場合は、はがした葉を切る前に洗えば、ビタミンの損失も少なくてすみます。

Q カットキャベツではダメ？

A カットキャベツは便利ですが、栄養素や安全性を気にする人も。切りたてに比べれば多少栄養価は下がるかもしれませんが、めんどうで食べないより全然いい。衛生的ですが、害になる薬剤なども使っていません。ただし、乳酸発酵キャベツは、常在菌が発酵を助けるので、生で作りましょう。

Q いつ食べるのがおすすめ？

A しっかり噛んで食べて満腹感を得ることで、食事の量を減らす効果を得るには最初に食べるほうががおすすめです。ご飯の代わりにおかずとキャベツを一緒に食べるのも効果的。主菜や副菜は自然に食事に取り入れれば大丈夫です。ダイエット効果を高めるには、主食とキャベツの置き換えがいい。

キャベツは一生健康の味方です！
長くうまくつき合っていきましょう

肥満も不調も、小さな不摂生の積み重ねです。だから私はクリニックでも、体調や日々の暮らしをよく伺って、どうしたら元気に暮らせるのかを話し合うようにしています。

太り過ぎは若い女性から中高年まで多くの人が抱えている悩みの一つですが、ただ、「食べる量を減らしましょう」「運動をしましょう」といわれても、それができないから苦労しているんですね。5年前の私がそうでした。多忙やストレスで、ついつい食べてしまうのを、がまんや努力でカバーはできません。自分の経験からもよくわかります。

食べる量を減らすのではなく、自然にカロリーを減らせる食材がキャベツ。しかも、抗酸化成分や食物繊維を豊富に含んでいるので、ダイエットが原因で体調をくずすこともありません。無理なく理想の体型を手に入れ、おまけの健康効果でぐんときれいになれます。
キャベツの魅力と、無理なく続けられるおいしいレシピを紹介したくて、本書を作りました。キャベツのいいところを知り、飽きずにおいしく食べられる多彩なレシピを試してみてください。がんばらなくて大丈夫。どれもとびきりおいしいからです。
しっかり体重を減らしたい時には、できるだけ、毎日キャベツを食べてみてください。目標を達成しても、そこで終わりではありません。キャベツは生活習慣病を予防し、老化防止や美肌キープにも役立ちます。一年中手に入り、手頃でくせのないキャベツなら、食生活に取り入れやすい。
この本を手にとってくれた方が、「食卓にキャベツ」を日常にして、一生モノの健康を手に入れてくれたらと、心から願っています。

令和2年7月　石原新奈

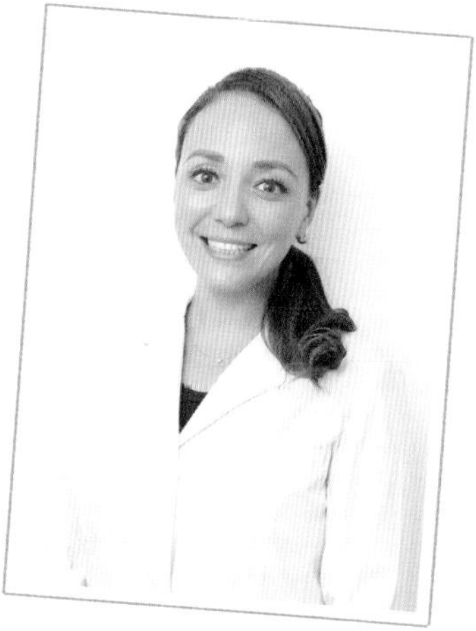

著者

石原新菜（いしはら にいな）

イシハラクリニック副院長、内科医。父、石原結實医師とともに、漢方医学や自然療法、食事療法など多方面から治療に従事している。気さくな人柄と話しやすい診療にファンが多い。2児の母として多忙な日々を送りつつ、「主治医が見つかる診療所」（テレビ東京）のレギュラーを務めるなど、テレビでも活躍。『ちょい足し白湯で冷えを解消！』（大洋図書）、『おいしくて体に効くお酢レシピ』（扶桑社）ほか著書、監修書多数。

レシピ、スタイリング

ほりえさちこ

料理家、栄養士。簡単でアイデアあふれるおいしいレシピが大人気。ダイエットレシピからお弁当までレパートリーは広い。

STAFF

装丁・本文デザイン／中山詳子、渡部敦人（松本中山事務所）

撮影／千葉 充（料理、著者など）

栄養計算／杉山みな子

編集／韮澤恵理

編集協力／三浦良江

医者が実践！
勝手に5kgやせる
病気にならないキャベツ健康レシピ

2020年7月30日　第1刷発行
2021年8月25日　第3刷発行

著　者　　石原新菜
発行人　　蓮見清一
発行所　　株式会社宝島社
〒102-8388 東京都千代田区一番町25番地
営業：03-3234-4621
編集：03-3239-0928
https://tkj.jp
印刷・製本　サンケイ総合印刷株式会社

本書の無断転載・複製を禁じます。
乱丁、落丁本はお取り替えいたします。

©Nina Ishihara 2020
Printed in Japan
ISBN978-4-299-00723-0